Nicolae Bacalbasa
Olivia Ionescu

Quimioterapia Intraperitoneal Hipertérmica no Cancro do Ovário

Nicolae Bacalbasa
Olivia Ionescu

Quimioterapia Intraperitoneal Hipertérmica no Cancro do Ovário

ScienciaScripts

Imprint
Any brand names and product names mentioned in this book are subject to trademark, brand or patent protection and are trademarks or registered trademarks of their respective holders. The use of brand names, product names, common names, trade names, product descriptions etc. even without a particular marking in this work is in no way to be construed to mean that such names may be regarded as unrestricted in respect of trademark and brand protection legislation and could thus be used by anyone.

Cover image: www.ingimage.com

This book is a translation from the original published under ISBN 978-3-659-86016-4.

Publisher:
Sciencia Scripts
is a trademark of
Dodo Books Indian Ocean Ltd. and OmniScriptum S.R.L publishing group

120 High Road, East Finchley, London, N2 9ED, United Kingdom
Str. Armeneasca 28/1, office 1, Chisinau MD-2012, Republic of Moldova, Europe
Printed at: see last page
ISBN: 978-620-8-30185-9

Índice de conteúdo

Capítulo 1..2

Capítulo 2..11

Capítulo 3..21

Capítulo 4..29

Capítulo 5..35

Capítulo 6..42

Capítulo 7..49

Capítulo 1.

Antecedentes e história da Quimioterapia Intraperitoneal e da Quimioterapia Intraperitoneal Hipertérmica

1.1. Antecedentes

1.2. Origens da quimioterapia IP e HIPEC

1.3. Referências

Abreviaturas

IP= intraperitoneal chemotherapy;
HIPEC= hyperthermic intraperitoneal chemotherapy;
EOC=epithelial ovarian cancer;
FIGO= International Federation of Obstetrics and Gynecology
RD=residual disease;
CS= cytoreduction surgery;
IP=intraperitoneal;

l.l. Antecedentes

Um dos tumores malignos mais comuns nas mulheres é o cancro do ovário, sendo mais de 75 % representado pelo cancro epitelial do ovário (EOC). As estatísticas sobre o cancro de 2012 (1) indicam que esta neoplasia maligna ocupa o sétimo lugar entre os cancros mais frequentes nas mulheres e é a quarta causa de morte mais comum nas mulheres.

Na maioria dos casos, as mulheres são diagnosticadas num estádio avançado - III-IV de acordo com a Federação Internacional de Obstetrícia e Ginecologia (FIGO) - quando já estão presentes metástases à distância, uma vez que a maioria dos sintomas nos estádios iniciais (distensão abdominal, dor, obstipação) se desenvolvem normalmente de forma insidiosa. Por conseguinte, nas fases avançadas, as hipóteses de sobrevivência são cada vez menores, nomeadamente menos de 25% nas fases avançadas (2).

A principal via de disseminação do COE é a via peritoneal, através da qual as metástases surgem no peritoneu pélvico e abdominal. Apesar de se tratar de um tumor sólido para o qual a quimioterapia é muito eficaz, o risco de recorrência continua a ser elevado e a sobrevivência a longo prazo é fraca (3).

Atualmente, o tratamento de base do COE consiste numa cirurgia citorredutora máxima (CC) seguida de quimioterapia à base de platina com ou sem taxanos, que é mais frequentemente administrada por via intravenosa. Foi demonstrado em vários estudos que uma citorredução cirúrgica máxima, definida como doença residual (DR) 0 cm (nula) no final da operação, está relacionada com um aumento significativo da taxa de sobrevivência global (4). Desta forma, o estudo de Bristow et.al mostrou que um aumento de 10% no esforço máximo de citorredução resulta num melhor tempo mediano de sobrevivência, um aumento de 5,5%, respetivamente (4). Em conclusão, deduziu-se que o tamanho (cm) do RD é inversamente proporcional ao tempo mediano de sobrevivência e que a primeira variável (RD) é o fator prognóstico mais poderoso de sobrevivência para as mulheres com cancro do ovário em estado avançado FIGO III-IV (4,5).

No que diz respeito ao cancro do ovário recorrente, ficou provado que o CC máximo associado a um RD mínimo (< 0,5 cm) ou mesmo nulo (RD=0 cm) é um importante fator prognóstico independente de sobrevivência. Por outro lado, o tratamento do COE metastático com carcinomatose peritoneal, definido como implantes tumorais macroscópicos no peritoneu abdominal superior e/ou pélvico, continua a ser uma questão de debate na literatura (6). Embora tenham sido feitos avanços e as técnicas cirúrgicas tenham sido significativamente melhoradas durante os últimos anos, as remissões e recidivas repetidas da doença em diferentes intervalos de tempo são comuns entre as mulheres com COE. Para além disso, as doentes desenvolvem, com o tempo, resistência aos agentes quimioterapêuticos que são mais frequentemente administrados após o CC (7).

Como já foi referido, o COE pode disseminar-se por sementeira intraperitoneal, invasão direta ou através da circulação linfática e vascular, sendo a sementeira peritoneal a via mais comum de disseminação. Principalmente devido a esta última caraterística, o cancro do ovário é considerado como uma doença do peritoneu. O facto de a quimioterapia ser administrada após a cirurgia de debulking baseia-se no princípio de que, ao remover grandes volumes de doença maligna composta principalmente por células não oxigenadas, que não respondem aos fármacos, os agentes quimioterapêuticos penetrarão melhor na RD remanescente, que consiste em células tumorais proliferativas (8). Desta forma, têm sido estudadas em ensaios clínicos técnicas cirúrgicas mais agressivas e terapias melhoradas, como a radioterapia, a imunoterapia, os anticorpos ou outros fármacos quimioterapêuticos que podem ser administrados diretamente na cavidade peritoneal, sendo algumas delas também propostas como parte da estratégia de tratamento do cancro do ovário (9).

A lógica e a vantagem da utilização da via intraperitoneal para administrar quimioterapia referem-se à sua capacidade de maximizar a concentração do agente na RD esquerda microscópica ou muito pequena no peritoneu após a cirurgia, obtendo assim um melhor efeito citotóxico com menos reacções adversas sistémicas em comparação com a administração intravenosa. Este princípio foi profundamente analisado em ensaios clínicos de fase III realizados pelo GOG (Gynecologic Oncology Group) (10,11,12), que também estudaram a eficácia de diferentes regimes quimioterapêuticos e concluíram que a administração de doses de cisplatina IP está associada a uma melhor eliminação da RD sem reacções tóxicas importantes e a uma melhoria do SO em comparação com a administração intravenosa de cisplatina e paclitaxel.

Tendo em conta os agentes utilizados no COE, Markman (15) demonstrou que a carboplatina e a cisplatina atingem no peritoneu uma concentração 18 a 20 vezes superior à do plasma, enquanto a relação IP/plasma para o docetaxel, os taxanos e o paclitaxel varia entre 120 e mais de 1000.

Embora tenha sido proposta pelo Instituto Nacional do Cancro como tratamento de base em mulheres com diagnóstico de COE submetidas a cirurgia de citorredução optimizada, a quimioterapia IP não foi implementada na prática clínica, principalmente devido a complicações como a neurotoxicidade e complicações relacionadas com o cateter, em particular quando se utiliza paclitaxel (13). É por isso que, atualmente, os guias recomendam uma terapia IP padrão com 75 mg/m^2 cisplatina e bevacizumab, que melhora a retenção da cisplatina nos implantes peritoneais (14).

No entanto, apesar do benefício comprovado na sobrevivência global dos doentes que receberam quimioterapia IP, com uma mediana de sobrevivência global 16 meses mais longa em comparação com os doentes que receberam agentes intravenosos no ensaio GOG-172, a taxa de recorrência era ainda elevada, de 65%. Este facto levou à adição de outro método à quimioterapia normotérmica, nomeadamente a quimioterapia IP hipertérmica (HIPEC) (8).

Entre os benefícios da perfusão perioperatória da terapia IP a temperaturas de cerca de 42°C imediatamente após a cirurgia citorredutora máxima, podemos mencionar o seu efeito tumoricida e o facto de ter a capacidade de aumentar o efeito citotóxico dos agentes quimioterapêuticos utilizados no tratamento do COE, como a cisplatina, a carboplatina ou o docetaxel. No que diz respeito à hipertermia com cisplatina, o mecanismo exato de ação ainda não foi claramente definido, mas parece estar relacionado com a diminuição da atividade do ácido desoxirribonucleico (ADN), garantindo assim uma melhor citotoxicidade da cisplatina nos nódulos peritoneais (16,17).

O Dr. Paul Sugarbaker foi o primeiro a descrever os benefícios da utilização de HIPEC no tratamento de doentes com adenocarcinomas mucinosos que desenvolveram resistência aos regimes quimioterapêuticos padrão. Foi observado um melhor controlo local da doença nos doentes submetidos a tratamento cirúrgico e HIPEC em comparação com os que receberam apenas cirurgia (18). Com base no efeito sinérgico da quimioterapia e da hipertermia, a HIPEC tem sido gradualmente implementada no tratamento de doentes com cancro gástrico, mesotelioma, cancro do apêndice, cancro do endométrio e cancro colorrectal ou com pseudomixoma peritoneal, especialmente no contexto de doença recorrente, quando os doentes desenvolvem mais frequentemente resistência à quimioterapia (19,20).

1.2.Origens da quimioterapia IP e da HIPEC

A história da IP remonta a 1978, quando Dedrick (21) afirmou inicialmente que se obteriam concentrações mais elevadas de fármacos quimioterapêuticos na cavidade peritoneal se os fármacos fossem administrados diretamente no peritoneu. A sua afirmação baseou-se no facto de existir uma película peritoneal que separa o compartimento vascular da cavidade peritoneal e que representa um bom alvo para a quimioterapia, uma vez que se sabe que o COE está normalmente limitado à cavidade peritoneal. Desta forma, os efeitos tóxicos sistémicos da administração intravenosa padrão podem ser significativamente reduzidos.

Após o relatório de Dedrick em 1978, outros ensaios clínicos de fase I e II realizados em 1982 e 1985, respetivamente (22,23), realçaram a eficácia da quimioterapia com IP no tratamento do COE.

Mais tarde, em 1990, Los et. al (24) efectuaram um estudo sobre a capacidade de penetração da platina nos tumores peritoneais. Utilizou ratos para injetar cisplatina radiomarcada na cavidade peritoneal e observou que as concentrações de cisplatina no PI eram 10 a 20 vezes superiores aos níveis séricos, enquanto a profundidade de penetração do tumor no PI variava entre 1 e 2 mm. Por conseguinte, concluíram que um fator importante a ter em consideração é o volume da RD após o CC, uma vez que a profundidade da penetração na cavidade peritoneal é inversamente proporcional ao volume da RD obtido no final da cirurgia de redução do volume tumoral. Isto significa que um menor volume do RD no final da cirurgia resultará numa melhor penetração do agente quimioterapêutico no tecido peritoneal.

Em 1991, Burghardt et al. (25) apresentaram em seu estudo a incidência de LNs metastáticos em diferentes estágios do EOC e enfatizaram que uma das limitações da quimioterapia IP é que os pacientes com EOC e metástase linfática ou diafragmática devem receber quimioterapia IV, pois esta pode atingir melhor os sítios "não peritoneais" do que os regimes IP. Além disso, devido ao volume do tumor ou às aderências que complicam o procedimento cirúrgico, alguns fármacos quimioterápicos podem não penetrar bem no tumor, apesar de serem administrados por IP.

Em 2001, o estudo de Markmann apresentou os rácios peritoneal/plasmático para o pico de concentração dos fármacos activos utilizados no COE e mostrou que o rácio varia entre 18 e 20 vezes para a carboplatina e a cisplatina (15). O facto de os fármacos aplicados poderem atingir concentrações intracelulares mais elevadas pode ser uma explicação para a diminuição da resistência à quimioterapia quando se utiliza a via IP (26).

Em 2006, os estudos GOG (12,13) referiram que se obtém uma melhor taxa de sobrevivência mediana se as mulheres com COE receberem quimioterapia IP em comparação com a via iv. No que diz respeito ao tipo de fármacos quimioterapêuticos na administração IP, a cisplatina é utilizada principalmente nos estudos especializados, provavelmente devido à sua utilização relativamente frequente nos regimes sistémicos. Desta forma, o estudo de Gould et.al (27) de 2012 revelou que a carboplatina é mais segura e melhor em termos de reacções adversas (por exemplo, nefrotoxicidade ou polineuropatia) em comparação com a cisplatina.

Atualmente, embora várias meta-análises tenham demonstrado que a quimioterapia com IP no COE está associada a melhores taxas de sobrevivência (melhores taxas de sobrevivência global e livre de doença), não foi incluída nos cuidados padrão do COE, principalmente devido aos seus efeitos secundários e ao aumento da toxicidade. Esta última refere-se especialmente às toxicidades gastrointestinais e hematológicas. Os efeitos secundários incluem principalmente complicações relacionadas com o cateter, tais como: infeção, fuga ou obstrução (28,29).

Além disso, os custos associados a uma terapia IP são significativamente mais elevados, uma vez que é necessária uma equipa médica experiente - oncologista médico, oncologistas ginecológicos que possam efetuar o EC máximo, inserção e remoção de cateteres intraperitoneais, enfermeiros - bem como equipamento especializado dispendioso e espaço clínico.

A duração mais longa do tratamento e a necessidade de cuidados domiciliários intensivos (é obrigatória uma boa hidratação intravenosa após uma infusão de 24 horas) são outros dois impedimentos que evitam a introdução da terapêutica IP na rotina clínica (30).

Nos últimos anos, foi introduzida uma nova possibilidade de administrar quimioterapia a doentes com COE - a quimioterapia intraperitoneal hipertérmica. O método foi inicialmente testado por Spratt, que construiu um sistema especial para administrar fármacos quimioterapêuticos na cavidade peritoneal num modelo canino e num modelo humano (31) . Mais tarde, as experiências do Dr. Paul Sugarbaker obtiveram bons resultados após a utilização da HIPEC como método de tratamento capaz de controlar o crescimento local de adenocarcinomas mucinosos que desenvolveram resistência à quimioterapia padrão (18). Desde então, vários estudos descreveram a experiência com HIPEC no tratamento de outros tumores malignos, como o cancro gástrico, colorrectal, do apêndice ou do endométrio(32) .

As hipóteses delineadas na literatura especializada que tentam explicar a razão pela qual a perfusão perioperatória de terapia IP a temperaturas de cerca de 42°C após cirurgia citorredutora máxima aumenta o efeito citotóxico dos fármacos quimioterapêuticos são várias, mas as mais importantes referem-se a (33):

• Os medicamentos quimioterapêuticos (cisplatina) combinados com a hipertermia (administração a temperaturas de cerca de 42°C) criam um efeito sinérgico que resulta num aumento do efeito antitumoral dos medicamentos;

• A utilização de temperaturas elevadas facilita a penetração dos agentes nos tumores peritoneais e diminui a resistência do tumor à quimioterapia à base de platina;

• A perfusão intra-operatória da terapia IP é efectuada imediatamente após o CC, de modo a evitar a formação de aderências pós-operatórias que podem impedir uma distribuição uniforme do fármaco na cavidade peritoneal, diminuindo assim a eficácia da HIPEC.

Os benefícios, vantagens e desvantagens da HIPEC foram descritos em várias séries de casos-controlo, estudos retrospectivos e ensaios clínicos (sendo os mais importantes os realizados pelo GOG). No entanto, uma vez que os critérios de seleção dos doentes diferem em termos do tipo de tumor (anatomopatologia), do número de recorrências (primeira, segunda ou terceira recorrência) e do momento do tratamento cirúrgico (SC primário, secundário ou terciário), nenhum deles conseguiu demonstrar que tem realmente um impacto positivo na taxa de sobrevivência global. Além disso, não pode ser considerado um método sem risco associado, uma vez que a taxa de complicações pós-operatórias é apreciada como sendo de 25% (34). Neste sentido, vários estudos revelaram o efeito de toxicidade (especialmente efeitos secundários renais) da cisplatina utilizada durante a HIPEC (35,36,37). Isto significa que a HIPEC não pode garantir seguramente o alívio da resistência à platina das mulheres com cancro do ovário recorrente. Além disso, os dados científicos atualmente disponíveis não demonstraram que a cisplatina é mais eficaz e tem menos efeitos secundários, pelo que o regime quimioterapêutico ideal para HIPEC ainda não está estabelecido, tanto na doença primária como na recorrente.

Atualmente, o Brown Cancer Center, da Universidade de Louisville, fundou o registo HYPERO, que contém os dados de doentes com COE que receberam tratamento com HIPEC em vários centros especializados de onco-ginecologia nos EUA. Implica uma colaboração entre cirurgiões, oncologistas e ginecologistas que partilham a sua experiência com a HIPEC, a fim de obter uma análise completa das indicações, técnica, mortalidade, morbilidade, benefícios de sobrevivência, indicações e factores de prognóstico da HIPEC. Outro estudo aleatório está a ser desenvolvido no Instituto do Cancro dos Países Baixos e investiga os benefícios da administração de HIPEC no momento da cirurgia de debulking intervalada. Todos estes estudos estão a ser realizados numa tentativa de incentivar a utilização de HIPEC, uma vez que é sabido que, anualmente, apenas 200 000 mulheres diagnosticadas com COE recebem tratamento com HIPEC (8,38).

Novas investigações estão a tentar testar um novo método de administração e penetração de fármacos no peritoneu, tais como: administração de nanopartículas, administração de hipertermia em todo o abdómen com tecnologia de micro-ondas, hipertermia em todo o corpo ou administração repetida de hipertermia. O objetivo destas novas técnicas desenvolvidas é incluir a HIPEC na opção terapêutica padrão após o tratamento de SC máximo no cancro do ovário avançado e recorrente.

1.3. Referências

1. Seigal R, Naishadham D, Jemal A. Estatísticas sobre o cancro. CA Cancer J Clin. 2012;62(1):10-29.

2. ACS 2005 . Sociedade Americana do Cancro. Quais são as principais estatísticas sobre o cancro do ovário? Sociedade Americana do Cancro; 2005. Guia detalhado: Cancro do ovário

3. Karlan By, Markamn MA, Eifel PJ. Carcinoma peritoneal do cancro do ovário e carcinoma das trompas de Falópio. In: De Vita, Hellman, Rosemberg, eds. Cancer: Principles and Practice of Oncology. 7ª edição. Philadelphia: Lippincott Williams and Wilkins; 2005.

4. Bristow RE, Tomacruz RS, Armstrong DK, Trimble EL, Montz FJ. Survival effect of maximal cytoreductive surgery for advanced ovarian carcinoma during the platinum era: a metaanalysis. Journal of Clinical Oncology. 2002; 20:1248-59. [PubMed: 11870167]

5. Eisenkop SM, Friedman RL, Wang HJ, et al. A cirurgia citorredutora completa é viável e maximiza a sobrevivência em doentes com cancro do ovário epitelial avançado: um estudo prospetivo. Gynecol Oncol. 1998;69:103-108.

6. Chi DS, Franklin CC, DA Akselrod F, et al. Melhoria das taxas de citorredução óptimas para os estádios III C e IV do cancro epitelial do ovário, da trompa de Falópio e do cancro peritoneal primário: uma oportunidade na abordagem cirúrgica. Gynecol Oncol. 2004;94:650- 654.

7. Chao-Chih Wu1, Yuh-Cheng Yang, Yun-Ting Hsu, T.-C. Wu, Chien-Fu Hung, Jung-Tang Huang, Chih-Long Chang. Hipertermia intraperitoneal induzida por nanopartículas

e fotoablação direcionada no tratamento do cancro do ovário. Oncotarget, Vol. 6, No. 29. www.impactjournals.com/oncotarget

8. Helm C.W. The Role of Hyperthermic Intraperitoneal Chemotherapy (HIPEC) in Ovarian Cancer (O papel da quimioterapia intraperitoneal hipertérmica (HIPEC) no cancro do ovário). O Oncologista 2009;14:683-694

9. Jaaback K., Johnson N, Lawrie T.A. Quimioterapia intraperitoneal para o tratamento inicial do cancro epitelial primário do ovário. Cochrane Database Syst Rev. ; (11): CD005340. doi:10.1002/14651858.CD005340.pub3.

10. Armstrong DK, Bundy B, Wenzel L, et al. Intraperitoneal cisplatin and paclitaxel in ovarian cancer. N Engl J Med. 2006;354:34-43.

11. Markman M, Bundy BN, Alberts DS, et al. Phase III trial of standard-dose intravenous cisplatin plus paclitaxel versus moderately high-dose carboplatin followed by intravenous paclitaxel and intraperitoneal cisplatin in smallvolume stage III ovarian carcinoma: an intergroup study of the Gynecologic Oncology Group, Southwestern Oncology Group, and Eastern Cooperative Oncology Group. J Clin Oncol. 2001;19:1001-7.

12. Alberts DS, Liu PY, Hannigan EV, et al. Intraperitoneal cisplatin plus intravenous cyclophosphamide versus intravenous cisplatin plus intravenous cyclophosphamide for stage III ovarian cancer. N Engl J Med. 1996;335:1950- 5.

13. Tewari D, Java JJ, Salani R, et al. Vantagem de sobrevivência a longo prazo e factores de prognóstico associados ao tratamento de quimioterapia intraperitoneal no cancro do ovário avançado: um estudo do Gynecologic Oncology Group. J Clin Oncol. 2015;33:1460-6.

14. Instituto Nacional do Cancro . NCI emite anúncio clínico para quimioterapia intraperitoneal para cancro do ovário. 2006. http://ctep.cancer.gov/highlights/docs/clin_annc_010506.pdf. Acedido em 13 de agosto de 2015.

15. Markman M. Intraperitoneal chemotherapy in the management of malignant disease (Quimioterapia intraperitoneal no tratamento de doenças malignas). Expert Rev Anticancer Ther 2001;1:142-148.

16. Hermisson M,Weller M. Hyperthermia enhanced chemosensitivity of human malignant glioma cells. Anticancer Res 2000;20:1819-1823.

17. deBree E, Theodoropoulos PA, Rosing Hetal.Tratamento do cancro do ovário com quimioterapia intraperitoneal com taxanos: From laboratory bench to bedside. Cancer Treat Rev 2006;32:471-482

18. Sugarbaker PH. Bases laboratoriais e clínicas para a hipertermia como componente da quimioterapia intracavitária. Int J Hyperthermia. 2007;23:431- 42.

19. Fujimoto S, Takahashi M, Mutou T et al. Melhoria da taxa de mortalidade de doentes com carcinoma gástrico com carcinomatose peritoneal tratados com quimioperfusão hipertérmica intraperitoneal combinada com cirurgia. Cancro 1997;79:884- 891

20. Helm CW, Toler CR, Martin RS 3rd et al. Cytoreduction and intraperitoneal heated chemotherapy for the treatment of endometrial carcinoma recurrent within the peritoneal cavity. Int J Gynecol Cancer 2007;17:204- 209.

21. Dedrick RL, Myers CE, Bungay PM et al. Pharmacokinetic rationale for peritoneal drug administration in the treatment of ovarian cancer. Cancer Treat Rep 1978;62:1-11

22. Howell SB, Pfeifle CL, Wung WE, Olshen RA, Lucas WE, Yon JL, et al. Cisplatina intraperitoneal com proteção sistémica de tiossulfato. Annals of Internal Medicine. 1982; 97:845-51.

23. Lopez JA, Krikorian JG, Reich SD, Smyth RD, Lee FH, Issell BF. Clinical pharmacology of intraperitoneal cisplatin (Farmacologia clínica da cisplatina intraperitoneal). Gynecologic Oncology. 1985; 20(1):1-9.

24. Los G, Mutsaers PH, Lenglet WJ, Baldew GS, McVie JG. Platinum distribution in intraperitoneal tumors after intraperitoneal cisplatin treatment (Distribuição da platina em tumores intraperitoneais após tratamento com cisplatina intraperitoneal). Cancer Chemotherapy and Pharmacology. 1990; 25(6):389-94.

25. Burghardt E, Girardi F, Lahousen M, Tamussino K, Stettner H. Patterns of pelvic and paraaortic lymph node involvement in ovarian cancer. Gynecologic Oncology. 1991; 40(2): 103-6.

26. Kelland L. The resurgence of platinum-based cancer chemotherapy (O ressurgimento da quimioterapia do cancro à base de platina). Nat Rev Cancer. 2007;7:573-84.

27. Gould N, Sill MW, Mannel RS, et al. A phase I study with an expanded cohort to assess the feasibility of intravenous paclitaxel, intraperitoneal carboplatin and intraperitoneal paclitaxel in patients with untreated ovarian, fallopian tube or primary peritoneal carcinoma: A Gynecologic Oncology Group study. Gynecol Oncol. 2012;125:54-8.

28. Oseledechyk A, Zivanovic O. Intraoperative Hyperthermic Intraperitoneal Chemotherapy in Patients With Advanced Ovarian Cancer (Quimioterapia intraperitoneal hipertérmica intraoperatória em doentes com cancro do ovário avançado). Quimioterapia intraperitoneal hipertérmica intra-operatória em doentes com cancro do ovário avançado. http://www.cancernetwork.com

29. Walker JL, Armstrong DK, Huang HQ, et al. Intraperitoneal catheter outcomes in a phase III trial of intravenous versus intraperitoneal chemotherapy in optimal stage III ovarian and primary peritoneal cancer: a Gynecologic Oncology Group study. Gynecol Oncol. 2006;100:27-32.

30. Chan D.L, Morris D.L., Rao A, Chua C.T. Quimioterapia intraperitoneal no cancro do ovário: uma revisão da tolerância e eficácia. Gestão e Investigação do Cancro 2012:4 413-422

31. SprattJS,AdcockRA,SherrillWetal.Sistema de perfusão peritoneal hipertérmica em caninos. Cancer Res 1980;40:253-255.

32. Loggie BW, Thomas P. Gastrointestinal cancers with peritoneal carcinomatosis: surgery and hyperthermic intraperitoneal chemotherapy. Oncology (Williston Park). 2015;29:515-21.

33. Kwa M, Muggia F. Clinical Trials of Hyperthermic Intraperitoneal Chemotherapy in Advanced Ovarian Cancer: Unanswered Questions. Rede do cancro

http : //www.cancernetwork.com

34. Chiva LM, Gonzalez-Martin A. A critical appraisal of hyperthermic intraperitoneal chemotherapy (HIPEC) in the treatment of advanced and recurrent ovarian cancer. Gynecol Oncol. 2015;136:130-5.

35. Deraco M, Virzi S, Iusco DR, et al. Cirurgia citorredutora secundária e quimioterapia intraperitoneal hipertérmica para cancro epitelial do ovário recorrente: um estudo multi-institucional. BJOG. 2012;119:800-9.

36. Warschkow W, Tarantino I, Lange J, et al. Será que a quimioterapia intra-operatória hipertérmica conduz a melhores resultados em doentes com cancro do ovário? Um estudo de coorte num único centro em 111 doentes consecutivos. Patient Saf Surg. 2012;6:12.

37. Deraco M, Virzi S, Iusco DR, et al. Cirurgia citorredutora secundária e quimioterapia intraperitoneal hipertérmica para cancro epitelial do ovário recorrente: um estudo multi-institucional. BJOG. 2012;119:800-9.

38. Parkin DM, Bray F, Ferlay J et al. Estatísticas globais sobre o cancro. CA Cancer J Clin 2005;55:74-108

Capítulo 2.

Tratamento padrão do COE.

2.1. Tratamento padrão do COE

2.2. Tipos de cirurgia citorredutora radical

2.3. Quimioterapia neoadjuvante seguida de cirurgia de debulking com intervalo

2.4. Papel da linfadenectomia no cancro do ovário em estado avançado

2.5. Morbidade e mortalidade

2.6. Tendências actuais em matéria de citorredução no cancro do ovário em estado avançado

2.7. Referências

Abreviaturas:

PC= peritoneal carcinomatosis;

NAC- neoadjuvant chemotherapy;

IDS=interval debulking surgery;

CT=computer tomography;

2.1. Tratamento padrão do COE

Como foi referido no Capítulo 1, o tratamento padrão do cancro do ovário em fase avançada consiste numa cirurgia citorredutora máxima seguida de quimioterapia com platina e taxanos. Embora a combinação de cirurgia e quimioterapia seja considerada o tratamento de base para os doentes com COE, quase 70% das mulheres com RD < 1 cm após a redução cirúrgica são diagnosticadas com recidiva após a conclusão da terapêutica primária, o que resultou numa taxa de sobrevivência global de 5 anos de aproximadamente 50% [1,2]. Por outro lado, as mulheres com RD> 2 cm após cirurgia de citorredução primária têm um risco estimado de recorrência entre 80% e 85%. A recorrência ocorre principalmente na pélvis e na cavidade peritoneal, com uma percentagem estimada de 20-30% de tumores que podem tornar-se resistentes à quimioterapia [3]. Supõe-se que metade dos pacientes apresentará recidiva dentro de 5 anos, enquanto a sobrevida livre de doença não é demonstrada como sendo superior a 18 meses [4].

Em 1975, Griffith [5] foi o primeiro a demonstrar que existe uma correlação inversa entre a DR obtida após a cirurgia de debulking máxima e o tempo de sobrevivência global, sendo o volume da DR no final da cirurgia máxima o fator de prognóstico mais significativo da sobrevivência em doentes com COE nos estádios III e IV da FIGO. Não foi definida com precisão uma DR mínima que se correlacione com uma melhoria da sobrevivência; o volume de uma DR óptima pode variar entre 0,5 cm e 2 cm. No entanto, é geralmente aceite que quanto menor for o tamanho da RD, melhor será o prognóstico do doente [6]. Além disso, parece que o volume resultante da RD (de preferência 0 cm = ausência de doença residual macroscópica) é mais importante no que diz respeito às vantagens trazidas para o tempo de sobrevivência do que o volume inicial do tumor (incluindo nódulos microscópicos) e a complexidade das técnicas cirúrgicas necessárias para remover toda a doença [6,7].

Por outro lado, a biologia do tumor pode desempenhar um papel decisivo, como afirmam Hoskins e colaboradores, que demonstraram que uma constatação intra-operatória de mais de 20 nódulos peritoneais e metástases no abdómen superior são sinais de um tumor agressivo que está geralmente associado a um pior prognóstico em comparação com o de doentes com doença limitada à pélvis [8]. Tendo em consideração o estudo de Hoskins et al. e os resultados do ensaio SCOTROC-1 [9], podemos afirmar que a vantagem em termos de sobrevivência proporcionada por uma cirurgia citorredutora máxima pode estar disponível apenas para mulheres com cancro do ovário não avançado. Um estádio avançado pode implicar uma doença extensa com metástases no abdómen superior ou no tórax, o que pode significar um tipo agressivo de tumor para o qual a cirurgia agressiva pode ser inútil. No entanto, não podemos aceitar esta suposição porque, se o debulking completo for completamente realizado, as mulheres com cancro do ovário em estádio avançado e metástases abdominais têm o mesmo prognóstico que as mulheres com doença limitada, bem como uma taxa de morbilidade intra e pós-operatória semelhante [10]. Assim, a cirurgia radical e ultrarradical no protocolo de tratamento do COE deve ser realizada sem deixar de analisar as taxas de morbidade e mortalidade associadas a esses procedimentos.

2.2. Tipos de cirurgia citorredutora radical

Os doentes com doença avançada que afecta o diafragma, o fígado, o baço e o omento, ou com doença disseminada que afecta o intestino, necessitam de uma cirurgia radical para obter uma citorredução completa ou óptima [11,12].

Foram definidos três tipos de cirurgia ou procedimentos com diferentes riscos de complicações. São eles [13]:

1. Cirurgia standard incluindo :

- histerectomia, anexectomia bilateral com excisão do peritoneu pélvico;
- omentectomia total incluindo o omento supra-cólico;
- apendicectomia;
- remoção de nódulos pélvicos e lombo-aórticos volumosos +/- peritonectomias simples;
- estes procedimentos podem ser efectuados com um risco mínimo de complicações.

Como já foi referido, é geralmente aceite que um esforço citorredutor máximo (que implica definitivamente mais do que os procedimentos padrão), resultando numa DR mínima, está correlacionado com melhores taxas de sobrevivência. No entanto, existem ainda defensores da hipótese de uma doença inicial menos avançada poder beneficiar igualmente de procedimentos cirúrgicos padrão, uma vez que foi demonstrado que um aumento da sobrevivência livre de progressão e um melhor prognóstico são obtidos principalmente em doentes com doença menos extensa. Assim, a biologia do tumor é um fator decisivo na escolha da aplicação de técnicas cirúrgicas padrão ou mais radicais.

O estado dos gânglios linfáticos também é considerado um fator determinante do prognóstico. Vários estudos têm implementado a ideia de que a remoção de todos os gânglios linfáticos, tumorais ou não - linfadenectomia sistemática - aumenta a sobrevivência livre de progressão em comparação com a linfadenectomia apenas dos gânglios linfáticos tumorais.

2. A cirurgia radical inclui, para além do acima referido, a remoção em bloco do útero, de ambos os ovários, do peritoneu pélvico e do reto-sigmoide, com ou sem peritonectomias simples. Além disso, para além da ressecção radical do reto-sigmoide, foi demonstrado que, para se conseguir uma ressecção completa do tumor pan-pélvico, outras ressecções intestinais extensas (por exemplo, ressecções do reto-sigmoide + cólon descendente + cólon transverso + flexura hepática; ressecção do cólon ascendente; ressecção do ceco) são eficazes e viáveis e podem ser realizadas como parte da cirurgia citorredutora máxima. No que diz respeito estritamente às ressecções intestinais, parece que, no cancro do ovário em fase avançada, são necessárias mais de duas ressecções intestinais para obter uma RD mínima.

3. Cirurgia supra-radical - um procedimento radical mais pelo menos um dos seguintes:

- peritonectomias extensas, incluindo a ressecção parcial do diafragma;
- ressecção de metástases hepáticas subcapsulares;
- cirurgia porta hepatis;
- colecistectomia;
- esplenectomia;
- pancreatectomia distal;
- outra ressecção intestinal;
- gastrectomia parcial;
- desbaste nodal extenso;
- cirurgia intratorácica;

Os procedimentos cirúrgicos radicais e ultra-radicais resultam num maior grau de complicações, mas muitas séries demonstraram que são altamente eficazes para a citorredução completa com benefício para a sobrevivência e podem ser realizados com segurança com morbilidade e mortalidade aceitáveis [14]. Por conseguinte, os procedimentos radicais e ultra-radicais devem ser realizados em doentes com casos de ovário em fase avançada e doença abdominal se as taxas de morbilidade e mortalidade forem consideradas razoáveis.

No que diz respeito particularmente às ressecções digestivas no cancro do ovário em fase avançada e ao seu papel e eficácia, são apresentadas no Quadro 1 algumas razões e condições para a realização de ressecções digestivas (e intestinais), tal como descritas nas diretrizes [15].

Tabela 1. Ressecções digestivas no cancro do ovário em fase avançada

Razões	**Condições**
Uma RD óptima no final da cirurgia resulta num aumento da taxa de sobrevivência global.	Após a ressecção do intestino e a anastomose colorrectal, é normalmente necessária uma colostomia temporária enquanto a definitiva não é necessária.
No caso de doença pélvica volumosa, é frequentemente necessária uma exenteração pélvica posterior com anastomose colorrectal em tecidos moles.	Devem ser evitadas ressecções digestivas grandes e extensas que possam afetar o funcionamento normal do intestino. A ressecção digestiva deve ser efectuada por cirurgiões experientes e altamente especializados. A taxa de complicações pós-operatórias (especialmente fístulas) deve ser baixa e deve ser oferecida ao doente uma boa qualidade de vida.

2.3. Quimioterapia neoadjuvante seguida de cirurgia de redução de volume com intervalo

Após o estudo da evidência científica, os resultados dos doentes submetidos a quimioterapia neoadjuvante (NAC) e cirurgia de debulking intervalada (IDS) são semelhantes aos dos doentes que receberam cirurgia citorredutora primária em termos da complexidade dos procedimentos cirúrgicos necessários e da taxa de complicações pós-operatórias e qualidade de vida pós-operatória [16,17].

No entanto, o prognóstico das doentes com cancro do ovário em estado avançado e tumores operáveis que recebem NAC e IDS ainda não está claramente definido. Este facto é revelado na meta-análise de Bristow e Chi [18] sobre 834 mulheres com cancro do ovário em estadios IIIC-IV de 22 coortes que foram submetidas a cirurgia de debulking com intervalo após quimioterapia neoadjuvante. O volume da RD no final da cirurgia foi o fator prognóstico mais importante para a sobrevivência. A sobrevivência global mediana registada após NAC e IDS foi de 24,5 meses, o que parece ser inferior à registada após a cirurgia de citorredução primária. Além disso, as mulheres que receberam mais de 4 ciclos de NAC apresentaram uma diminuição de 4 meses na sobrevivência, o que significa que a sobrevivência global mediana é inversamente proporcional ao número de ciclos de quimioterapia pré-operatória. Isto pode ser explicado pelo facto de os doentes que são selecionados para NAC terem uma doença avançada na apresentação ou terem piores factores de prognóstico. Além disso, alguns deles podem desenvolver tumores resistentes à quimioterapia devido à apresentação tardia no médico, resultando assim na impossibilidade de efetuar uma cirurgia citorredutora inicial.

No caso de doentes que necessitem de NAC, é essencial a realização de uma biópsia do peritoneu, especialmente do peritoneu mesentérico e do intestino delgado, mais frequentemente efectuada por laparoscopia, de forma a prever a operabilidade do tumor. Se a mulher for selecionada para NAC, a IDS deve ser efectuada o mais cedo possível após os ciclos de quimioterapia pré-operatória [19]. No que diz respeito a outros métodos de seleção que podem ser utilizados para selecionar doentes para NAC e IDS, podemos mencionar o exame de tomografia computorizada (TC) ou o nível sérico do marcador CA-125, embora a sua sensibilidade e especificidade sejam relativamente baixas na ausência de carcinomatose peritoneal e metástases viscerais [20].

2.4. Papel da linfadenectomia no cancro do ovário em estado avançado

A realização de uma lioadenectomia pélvica e para-aórtica sistemática no cancro do ovário continua a ser um tema de debate desafiante, apesar de muitos estudos retrospectivos terem demonstrado que o procedimento pode melhorar a taxa de sobrevivência global destas mulheres [21,22]. Esta hipótese é contrariada por Benedetti-Panici PB e colaboradores, que realizaram um ensaio aleatório controlado, comparando os resultados obtidos após a realização de uma lioadenectomia pélvica e para-aórtica sistemática em 216 doentes com a ressecção apenas dos gânglios volumosos em 211 doentes, e demonstraram que apenas existe benefício na sobrevivência livre de progressão (6 meses, p=0,002), mas não na taxa de sobrevivência global [23]. Vale a pena mencionar também as complicações associadas à linfadenectomia sistemática, entre as quais podemos citar

- um aumento do tempo médio de funcionamento;
- um aumento da taxa de transfusão;
- um aumento da incidência de linfocistos e linfedema;

Do mesmo modo, os resultados de outros três ensaios clínicos (AGO-OVAR 3,5,7) mostram que não existe uma diferença significativa em termos de tempo de sobrevivência mediano e de taxa de sobrevivência a 5 anos entre os doentes com e sem linfadenectomia retroperitoneal sistemática (ausência de doença residual grosseira após cirurgia citorredutora primária, tempo de sobrevivência mediano de 103 meses vs. 84 meses, respetivamente; taxa de sobrevivência a 5 anos 67,4% vs. 59,2%, respetivamente). Para os doentes com DR entre 0,5 cm e 1 cm ou para os doentes com pequenos nódulos residuais e nódulos clinicamente tumorais, a realização de linfadenectomia teve um impacto mínimo na taxa de sobrevivência (a taxa de sobrevivência global aumentou de 17% para 28% quando a linfadenectomia foi efectuada) [24].

Por último, tendo também em consideração o estudo de Chang e colaboradores sobre o significado prognóstico da linfadenectomia pélvica e para-aórtica sistemática, que concluiu que a linfadenectomia sistemática pode ser uma opção valiosa e pode melhorar a sobrevivência de doentes com cancro do ovário em estádio IIIC e sem RD macroscópica, podemos assumir que a diferença entre os estudos relativamente aos resultados sobre a sobrevivência pode dever-se à preferência e à capacidade dos cirurgiões que realizam o procedimento. Cirurgiões bem treinados e com boas capacidades práticas têm maior probabilidade de efetuar uma cirurgia abdominal superior agressiva acompanhada de linfadenectomias sistemáticas [21].

2.5. Morbidade e mortalidade

A idade do doente, as suas comorbilidades e o número de procedimentos cirúrgicos (por exemplo, esplenectomia, ressecção do intestino delgado ou grosso e ressecção do fígado, do diafragma ou da bexiga) são os preditores mais fortes de morbilidade e mortalidade. O aumento da idade, do estádio e das comorbilidades conduz a um aumento da mortalidade aos 30 dias, entre outros factores de prognóstico que mencionamos [25]:

- Corrida;
- O tratamento num hospital universitário;
- Número de casos de cancro do ovário na respectiva instituição.

Com base em 564 mulheres diagnosticadas com cancro do ovário em fase avançada que foram submetidas a cirurgia citorredutora inicial na Mayo Clinic, na Universidade Johns Hopkins e no Memorial Sloan-Kettering Cancer Center, Aletti e colaboradores [26] descobriram que os factores que aumentam a taxa de morbilidade aos 30 dias são os seguintes

- albumina sérica de <3,5 g/dl;
- Pontuação ASA (American Society of Anesthesiologists) de 3 ou 4;
- a complexidade do procedimento cirúrgico;

Os factores prognósticos independentes de mortalidade são a idade do doente e a classificação ASA.

Nos doentes com menos de 50 anos, a taxa de complicações pós-operatórias é de 17,1%, aumentando para 29,7% e 31,5% nos doentes entre 70 e 79 anos e com mais de 80 anos, respetivamente. A taxa de complicações perioperatórias é de aproximadamente 0,5% nos doentes com menos de 50 anos e de 4,1% nos doentes com mais de 80 anos.

Nos doentes que não receberam procedimentos cirúrgicos alargados, a complicação pós-operatória é de cerca de 20,4%, aumentando para 34% e 44% nos doentes com um ou mais de dois procedimentos cirúrgicos alargados. Além disso, parece que o número de complicações perioperatórias e o momento do início da quimioterapia são inversamente proporcionais à taxa de sobrevivência global. Um atraso no início da quimioterapia superior a 12 semanas após a cirurgia, bem como mais de duas complicações perioperatórias, estão associados a uma diminuição da taxa de sobrevivência global [27].

As complicações pós-operatórias registadas após uma cirurgia abdominal superior extensa realizada durante a citorredução primária para o carcinoma do ovário em fase avançada foram divididas em 3 graus, do grau 3 ao grau 5. Uma complicação pós-operatória de grau 3 implica uma intervenção radiológica invasiva, uma nova operação ou o internamento na unidade de cuidados intensivos. Uma complicação de grau 4 refere-se a uma incapacidade crónica, enquanto uma complicação de grau 5 é sinónimo de morte. Essas complicações são [23].

- Derrame pleural sintomático;
- Fuga pancreática;

- Coleção intra-abdominal infetada/não infetada;
- Hemorragia que exige o regresso ao bloco operatório;
- Pneumonia por aspiração com necessidade de intubação;
- Insuficiência respiratória aguda que requer intubação;
- Pneumotórax com necessidade de colocação de dreno torácico;
- Fuga anastomótica que requer drenagem;
- Hemorragia gastro-intestinal que requer avaliação endoscópica;
- Obstrução do intestino delgado com necessidade de regresso ao bloco operatório;
- Isquemia da colostomia;
- Úlcera duodenal perfurada;
- Insuficiência cardiopulmonar aguda;

2.6. Tendências actuais em matéria de citorredução no cancro do ovário em estado avançado

Hoje em dia, é evidente que as ressecções cirúrgicas agressivas na pélvis e no abdómen superior devem ser realizadas apenas por equipas altamente especializadas, implicando cirurgiões viscerais e onco-ginecologistas em centros com o equipamento adequado, conhecimentos cirúrgicos e médicos e um número suficiente de casos. A cirurgia de citorredução primária sem RD grosseira (RD= 0 cm) deve constituir a base e o objetivo do tratamento do cancro do ovário em fase avançada.

Deve prestar-se muita atenção à taxa de morbilidade e mortalidade, de modo a que a quimioterapia possa ser iniciada imediatamente após a cirurgia.

Relativamente a este último item, o risco de complicações pós-operatórias é normalmente estimado no pré-operatório. Os doentes com mais de 80 anos, com comorbilidades médicas e um nível baixo de albumina sérica apresentam geralmente ascite ou derrame pleural. Estes casos representam indicações para a NAC seguida de IDS, que pode resolver o derrame pleural ou a ascite após 3 ciclos e melhorar o estado nutricional. Por outro lado, devido às reacções inflamatórias e fibrosas peri-tumorais, a cirurgia pode ser tecnicamente mais difícil em comparação com a situação em que é realizada como terapêutica primária.

Uma NAC ineficaz (por exemplo, um aumento do volume da ascite e/ou do derrame pélvico após 3 ciclos) significa geralmente um tumor primário avançado com metástases à distância que é resistente à quimioterapia[27,29].

A estratégia de tratamento da carcinomatose peritoneal (CP) em doentes com cancro do ovário primário avançado ou recorrente, uma condição clínica que envolve a presença de nódulos tumorais macroscópicos no quadrante superior e inferior do abdómen, as técnicas cirúrgicas (procedimentos de peritonectomia) aplicadas durante a cirurgia de debulking tumoral extensivo, a adição de HIPEC, bem como os resultados imediatos e a longo prazo, continuam a ser um tema de debate interessante, complexo e desafiante, que será descrito no capítulo seguinte.

2.7. Referências

1. Ozols RF, Bundy BN, Greer BE et al.; Gynecologic Oncology Group. Ensaio de fase III de carboplatina e paclitaxel em comparação com cisplatina e paclitaxel em doentes com cancro do ovário em estádio III ressecado de forma optimizada: Um estudo do Gynecologic Oncology Group. J Clin Oncol 2003;21:3194-3200.

2. Siegel R, Naishadham MA, Jemal A. Estatísticas do cancro 2012. CA Cancer J Clin. 2012;62:10-29.

3. Foley O.W., Rauh-Hain J.A, Del Carmen M.G. Recurrent Epithelial Ovarian Cancer: Uma atualização do tratamento. http : //www.cancernetwork.com/oncology-journal/recurrent-epithelial-ovarian-cancer-update-treatment/page/0/2

4. Santillan A, Karam AK, Li AJ, et al. Secondary cytoreductive surgery for isolated nodal recurrence in patients with epithelial ovarian cancer. Gynecol Oncol. 2007;104:686-690.

5. Griffith CT. Surgical resections of tumour bulk in the primary treatment of ovarian carcinoma (Ressecções cirúrgicas do volume tumoral no tratamento primário do carcinoma do ovário). NCI Monogr. 1975;42:101-104.

6. Eisenkop, S.M., Spirtos, N.M., Lin, W.C. "Optimal" cytoreduction for advanced epithelial ovarian cancer: a commentary. Gynecol Oncol. 2006;103:329-335.

7. Eisenkop, S.M., Spirtos, N.M. Procedimentos necessários para realizar a citorredução completa do cancro do ovário: existe uma correlação com a "agressividade biológica" e a sobrevivência? Gynecol Oncol. 2001;82:435-441.

8. Hoskins, W.J., Bundy, B.N., Thigpen, J.T., Omura, G.A. The influence of cytoreductive surgery on recurrence-free interval and survival in smallvolume stage III epithelial ovarian cancer: a Gynecologic Oncology Group study. Gynecol Oncol. 1992;47:159-166.

9. Crawford, S.C., Vasey, P.A., Paul, J., Hay, A., Davis, J.A., Kaye, S.B. Does aggressive surgery only benefit patients with less advanced ovarian cancer? Resultados de uma comparação internacional no âmbito do ensaio SCOTROC-1. J Clin Oncol. 2005;23:8802-8811.

10. Le, T., Krepart, G.V., Lotocki, R.J., Heywood, M.S. Does debulking surgery improve survival in biologically aggressive ovarian carcinoma? Gynecol Oncol. 1997;67:208-214

11. Jaeger W, Ackermann S, Kessler H, et al. The effect of bowel resection on survival in advanced epithelial ovarian cancer (O efeito da ressecção intestinal na sobrevivência do cancro do ovário epitelial avançado). Gynecol Oncol 2001; 83(2):286-291.

12. Merideth MA, Cliby WA, Keeney GL, et al. Hepatic resection for metachronous metastases from ovarian carcinoma. Gynecol Oncol 2003; 89(1):16-21.

13. Pomel C, Dauplat J. [Tratamento dos tumores epiteliais malignos do ovário]. J Chir (Paris) 2004; 141(5):277-284.

14. Obermair A, Hagenauer S, Tamandl D, et al. Safety and efficacy of low anterior en

bloc resection as part of cytoreductive surgery for patients with ovarian cancer. Gynecol Oncol 2001; 83(1):115-120.

15. Colombo PE, Mourregot A. Fabbro M, Gutowski M. Saint-Aubert B. Quenet F.Gourgou S. Rouanet P. Estratégias cirúrgicas agressivas no cancro do ovário avançado. Um estudo monocêntrico de 203 pacientes nos estádios IIIC e IV. EISO;2009; 35;135-143.

16. Morice, P., Brehier-Ollive, D., Rey, A. et al, Results of interval debulking surgery in advanced stage ovarian cancer: an exposed-non-exposed study. Ann Oncol. 2003;14:74-77.

17. Lee, S.-J., Kim, B.-G., Lee, J.-W., Park, C.-S., Lee, J.-H., Bae, D.-S. Preliminary results of neoadjuvant chemotherapy with paclitaxel and cisplatin in patients with advanced epithelial ovarian cancer who are inadequate for optimum primary surgery. J Obstet Gynaecol Res. 2006;32:99-106

18. Bristow, R.E., Chi, D.S. Platinum-based neoadjuvant chemotherapy and interval surgical cytoreduction for advanced ovarian cancer: a meta-analysis. Gynecol Oncol. 2006;103:1070-1076.

19. Ansquer, Y., Leblanc, E., Clough, K. et al, Neoadjuvant chemotherapy for unresectable ovarian carcinoma: a French multicenter study. Cancer. 2001;91:2329-2334.

20. Memarzadeh, S., Lee, S.B., Berek, J.S., Farias-Eisner, R. CA125 levels are a weak predictor of optimal cytoreductive surgery in patients with advanced epithelial ovarian cancer. Int J Gynecol Cancer. 2003;13:120-124.

21. ChangS-J, Bristow RE, Ryu H-S. Significado prognóstico da linfadenectomia sistemática como parte da cirurgia primária de debulking em pacientes com cancro do ovário avançado. GynecolOncol 2012;126: 381-386.

22. ScarbelliC, Gallo A, Zarrelli A et al. Systematic lymphadenectomy pelvic and para-aortic lymphadenectomy duringcytoreductive surgery in advancedovarian cancer: potentialbenefit on survival. GynecolOncol 1995;56: 328-337.

23. Benedetti-Panici PB, MaggioniA, Hacker NFet al. Linfadenectomia sistemática aórtica e pélvica versus ressecção de nódulos volumosos apenas no cancro do ovário avançado com decaimento ótimo: um ensaio clínico aleatório. J National Cancer Inst 2005; 97: 560-566.

24. DuBois A, Reuss A, Harter Pet al. Potencial papel da linfadenectomia no cancro do ovário avançado: uma análise exploratória combinada de três ensaios multicêntricos de fase III prospectivamente aleatórios. J Clin Oncol 2010; 28: 1733-1739.

25. Hacker N.F. State of the art of surgery in advanced epithelial ovarian cancer (Estado da arte da cirurgia no cancro do ovário epitelial avançado). Annals of Oncology24(Supplement 10): x27-x32, 2013 doi:10.1093/annonc/mdt465

26. AlettiGD, SantillanA, Eisenhauer EL et al. A new frontier for quality of care in gynecologic oncology surgery:multi-institutional assessment of short-term outcomes for

ovarian cancer using a risk-adjusted model. Gynecol Oncol 2007; 107: 99-106.

27. Wright JD, Lewin SN, Deutsch I et al. Definir os limites da cirurgia citorredutora radical para o cancro do ovário. GynecolOncol 2011; 123: 467-473

28. Chi DS, Zivanovic O, Levinson KL, Kolev V, Huh J, Dottino J, Gardner GJ, Leitao MM Jr, Levine DA, Sonoda Y, Abu-Rustum NR, Brown CL, Barakat RR. The incidence of major complications after the performance of extensive upper abdominal surgical procedures during primary cytoreduction of advanced ovarian, tubal, and peritoneal carcinomas. Gynecol Oncol. 2010 Oct;119(1):38-42.

29. Aletti CD, Eisenhauer EL, Santillan A et al. Identificação de grupos de doentes com maior risco da abordagem tradicional ao tratamento do cancro do ovário. GynecolOncol 2011;120: 23-28.

30. Topgül K, Çetinkaya MG, Arslan NC, Gül MK, Can M, Gürsel MF, Erdem D, Malazgirt Z. Cirurgia citorredutora (CRS) e quimioterapia intraperitoneal hipertérmica (HIPEC) para o tratamento da carcinomatose peritoneal: A nossa experiência inicial e pormenores técnicos. Ulus Cerrahi Derg 2015; 31: 138-147.

Capítulo 3.

Procedimentos de Peritonectomia. Factores de Prognóstico Quantitativo da Carcinoamtose Peritoneal

3.1. Procedimentos de peritonectomia

3.2. Factores de Prognóstico Quantitativo da Carcinoamtose Peritoneal

3.2.1 A Pontuação Cirúrgica Prévia (PSS);

3.2.2 O Índice de Cancro Peritoneal (PCI);

3.2.3 Pontuação de completude da citorredução (CC-score)

3.3. Referências

Abreviaturas:

PCI= peritoneal cancer index;

PSS=prior surgical score;

CC score= completeness of cytoreduction score;

3.1. Procedimentos de peritonectomia

A citorredução máxima (peritonectomia de acordo com os critérios de Sugarbaker) combinada com HIPEC foi reconhecida como uma opção de tratamento razoável com taxas de morbilidade, mortalidade e sobrevivência aceitáveis, tanto para cancros gastrointestinais (especialmente cancro do cólon e do apêndice) como para doentes com cancro do ovário avançado ou recorrente.

O objetivo da combinação da cirurgia citorredutora máxima através de peritonectomia e ressecções viscerais com quimioterapia intraperitoneal e sistémica perioperatória é reduzir o volume do tumor tanto quanto possível (sem RD grosseiro ou nódulos tumorais muito pequenos). A quimioterapia intraperitoneal e a HIPEC são realizadas para conseguir uma remoção completa da RD [1].

Os aspectos mais importantes da realização de procedimentos de peritonectomia que ainda carecem de solução referem-se aos critérios necessários para a seleção dos doentes no contexto da cirurgia de citorredução primária ou secundária, à extensão do CP, às técnicas necessárias para a realização de procedimentos de peritonectomia e aos parâmetros necessários para classificar a extensão da doença intraperitoneal [1,2].

Sugarbaker e colaboradores [2] descreveram 6 procedimentos de peritonectomia, sendo o principal objetivo remover o máximo possível de doença visível. Um RD de volume muito pequeno (RD<0,5 cm) ou nenhum RD grosseiro (0 cm) no final da cirurgia representa o fator prognóstico mais importante de sobrevivência.

O doente é colocado em posição supina, com as pregas glúteas avançadas até ao intervalo da mesa de operações, de modo a assegurar um bom acesso ao períneo (Figura 1). São utilizados dois apoios para os pés, de modo a que todo o peso das pernas fique na parte inferior dos pés. Antes de anestesiar o doente, são colocados vários dispositivos de pressão à volta das coxas e das pernas para evitar a trombose venosa. Em seguida, a cabeça, o peito, os braços e o tronco do doente são protegidos por um cobertor de hipertermia [3].

Em primeiro lugar, na laparotomia, a extensão do CP é avaliada de acordo com o índice de cancro peritoneal (ICP).

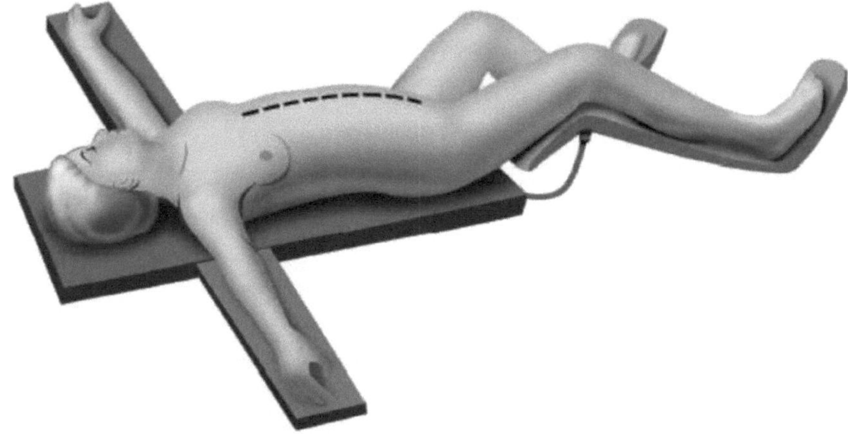

Figura 1. Posição e locais de incisão para procedimentos de peritonectomia. (De Sugarbaker PH: Peritonectomy procedures. Surg Oncol Clin N Am 12:703-727, 2003)

O abdómen é aberto desde o xifoide até ao púbis e é utilizado um retractor Bookwaiter para obter uma exposição completa de todo o abdómen. Dependendo da localização do CP e do tamanho dos nódulos peritoneais, é aplicado um dos seis procedimentos de peritonectomia seguintes [4]:

1. Peritonectomia pélvica com sigmoidectomia mais histerectomia abdominal total e salpingo-ooforectomia bilateral.

2. Colectomia direita com omentectomia e peritonectomia parietal direita.

3. Antrectomia, colecistectomia, omentectomia menor e dissecção do ligamento duodeno-hepático.

4. Colectomia direita com omentectomia e peritonectomia parietal direita.

5. Peritonectomia do quadrante superior esquerdo com esplenectomia.

6. Peritonectomia do quadrante superior direito e ressecção da cápsula de Glisson

Uma vez conseguida a entrada na cavidade peritoneal, o cirurgião pode avaliar a extensão do PC e a necessidade de efetuar uma peritonectomia completa utilizando um ou mais dos procedimentos acima mencionados. A peritonectomia parietal completa é obrigatória se estiverem presentes nódulos tumorais volumosos no peritoneu parietal.

O abdómen é aberto do xifoide ao púbis e o xifoide pode ser excisado através de dissecção electrocirúrgica. Os implantes peritoneais de pequeno volume podem ser removidos através de ressecção com electrocautério de alta tensão, tecnologia de radiofrequência ou coagulador de feixe de árgon [5,6].

Após a conclusão dos procedimentos de peritonectomia, a HIPEC é aplicada geralmente com 4 drenos para o fluxo de entrada/saída e para o controlo da temperatura. Os drenos estão ligados a uma bomba peristáltica extracorporal que permite a perfusão de 4-6 L de perfusato a uma velocidade de 500 ml/min. Este sistema estéril é aquecido por meio de um permutador térmico. As temperaturas variam entre 42^0 e 43^0 C num período de 60 minutos. Para conseguir a perfusão total do abdómen com o agente quimioterapêutico, são necessárias posições de Trendelenburg, anti-Trendelenburg e inclinações laterais do doente. Finalmente, no final do procedimento HIPEC, a superfície endo-abdominal é lavada com 3-4 L de solução salina a uma temperatura de 37^0 C [7,8].

3.2. Factores de Prognóstico Quantitativo da Carcinoamtose Peritoneal

Os factores de prognóstico mais importantes do CP são a pontuação cirúrgica prévia (PSS), o índice de cancro peritoneal (PCI) e a pontuação de completude da citorredução (pontuação CC). Estes três factores de prognóstico quantitativos devem ser tidos em consideração, uma vez que podem indicar a adequação da realização ou não de uma cirurgia radical de debulking e de quimioterapia intraperitoneal. Se revelarem um mau resultado, o cirurgião deve evitar uma intenção curativa [1,4]:

3.2.1. A pontuação cirúrgica anterior

Sugarbaker e colaboradores [9] propuseram o PSS para mulheres com histórico de intervenções cirúrgicas. O abdómen é dividido em nove regiões e, com a ajuda do PSS, o cirurgião pode quantificar a extensão necessária dos procedimentos cirúrgicos nestas nove regiões (Figura 2).

Em resumo, o PSS representa a soma do número de procedimentos cirúrgicos anteriores.

Um PSS de 0 (PSS-0) significa que a mulher não foi submetida anteriormente a qualquer procedimento cirúrgico, mas foi objeto de uma biópsia, quer através de biópsia guiada por TC, quer por paracentese com citologia ou laparoscopia.

Um PSS de 1 (PSS-1, mínimo) significa que a cirurgia foi realizada apenas numa região anatómica, muito provavelmente apenas uma cirurgia exploratória.

Um PSS de 2 (PSS-2, moderado) é uma prova de que a cirurgia foi efectuada em 2 a 5 regiões (laparotomia exploratória com ressecções)

Se o PSS for 3 (PSS-3, pesado), foram dissecadas entre 5 a 9 regiões sem utilizar HIPEC (citorredução prévia extensa).

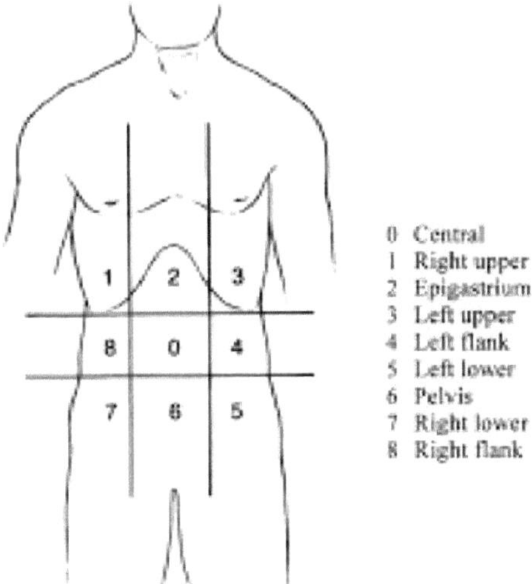

Figura 2. O PSS é obtido após a soma das regiões anatómicas onde é realizada a cirurgia de debulking. De Sugarbaker PH. Technical Handbook for the Integration of Cytoreductive Surgery and Perioperative Intraperitoneal Chemotherapy into the Surgical Management of Gastrointestinal and Gynecologic Malignancy (Manual Técnico para a Integração da Cirurgia Citorredutora e da Quimioterapia Intraperitoneal Perioperatória no Tratamento Cirúrgico de Neoplasias Gastrointestinais e Ginecológicas).

file: ///D : /OG/HIPEC%20CARTE/T echnical%20Handbook%20for%20Prevention %20and%20Treatment%20of 3/o20Peritoneal%20Surface%20Malignancy%20-%20No%20Appendix.pdf

3.2.2 Índice de cancro peritoneal

O índice de cancro peritoneal (ICP) tem em consideração o tamanho dos nódulos peritoneais (pontuação entre 0 e 3) e a sua distribuição em 13 regiões abdominais e estima a probabilidade de efetuar uma cirurgia de citorredução máxima [10] (Figura 3.)

Peritoneal Cancer Index

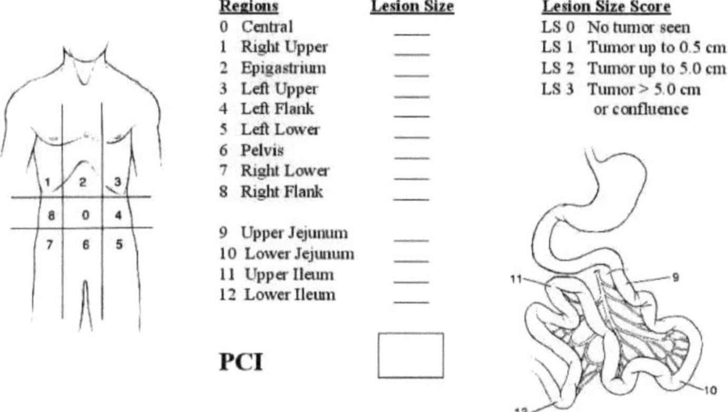

Figura 3. A ICP com base nas 13 regiões anatómicas e no tamanho dos nódulos intraperitoneais. De Sugarbaker PH. Technical Handbook for the Integration of Cytoreductive Surgery and Perioperative Intraperitoneal Chemotherapy into the Surgical Management of Gastrointestinal and Gynecologic Malignancy (Manual Técnico para a Integração da Cirurgia Citorredutora e da Quimioterapia Intraperitoneal Perioperatória no Tratamento Cirúrgico de Neoplasias Gastrointestinais e Ginecológicas). file: ///D : /OG/HIPEC%20CARTE/T echnical%20Handbook%20for%20Prevention %20and%20Treatment%20of ³/o20Peritoneal%20Surface%20Malignancy%20-%20No%20Appendix.pdf

O abdómen é dividido em 13 regiões abdominopélvicas para as quais é avaliado o tamanho do nódulo (o tamanho do maior nódulo na maior dimensão).

Estas regiões são as seguintes [11]:

- 0= Central;
- 1= Superior direito;
- 2=Epigástrio;
- 3= Superior esquerdo;
- 4=Flanco esquerdo;
- 5=Esquerda Inferior;
- 6=Pelve;
- 7=Direita Inferior;
- 8=Flanco direito;

- 9= Jejuno superior;
- 10= Jejuno inferior;
- 11=Ileo superior;
- 12= Íleo inferior;

Relativamente ao tamanho do nódulo, se não forem detectados nódulos malignos, a pontuação da lesão é 0.

Se os nódulos medirem menos de 0,5 cm, a pontuação da lesão é 1.

Uma pontuação de lesão de 2 significa que o diâmetro dos nódulos varia entre 0,5 cm e 5 cm.

Uma pontuação de lesão de 3 significa que os nódulos têm mais de 5 cm ou que está presente uma confluência de nódulos tumorais não ressecados.

A soma da pontuação do tamanho da lesão em cada uma das 13 regiões abdominopélvicas representa o ICP. A pontuação máxima é 39 (13 x 3).

A principal desvantagem do PCI é que não pode prever o prognóstico de doentes com cancro do ovário em fase avançada e metástases irressecáveis (por exemplo, metástases ao nível do ducto biliar comum), com metástases em gânglios linfáticos que não representam a via linfática normal do cancro primário ou com múltiplos implantes na superfície do intestino delgado. Estas situações confirmam a presença de doença sistémica que atribui ao doente um mau prognóstico, apesar de uma provável boa ICP.

3.2.3 Pontuação de completude da citorredução

Um outro fator de prognóstico para as mulheres com COE é a plenitude do score de citorredução (score CC), embora este seja o único que é utilizado apenas após a realização da cirurgia citorredutora. Devido a esta desvantagem, considera-se que tem uma contribuição menos valiosa para a previsão do prognóstico da doente do que o PSS e o PCI [4,12].

A pontuação CC proposta por Sugarbaker [4] é a seguinte (Figura 3)

- CC-0= sem doença residual no final da cirurgia;
- CC-1=nódulos residuais com menos de 2,5 mm (nódulos que podem ser nódulos penetráveis por quimioterapia intracavitária)
- CC-2= nódulos residuais com dimensões entre 2,5 mm e 2,5 cm;

- CC-3: nódulos residuais superiores a 2,5 cm ou confluência de nódulos tumorais não ressecados no abdómen ou na pélvis

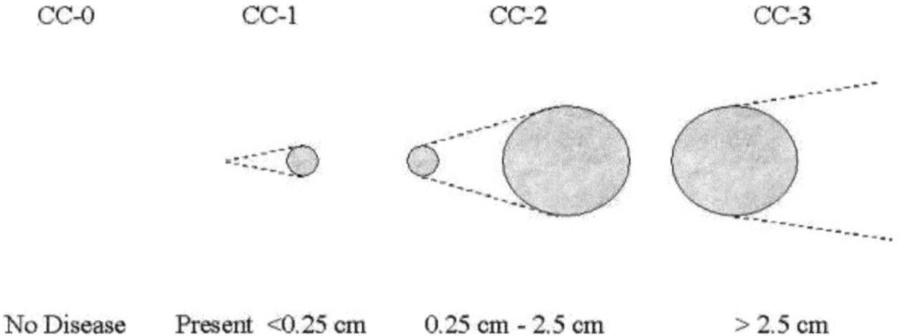

Figura 3. A pontuação CC.

A pontuação CC- é considerada o principal indicador de prognóstico. Para uma neoplasia maligna não invasiva, uma citorredução completa é equivalente a uma ressecção CC-0 e CC-1. No caso de tumores malignos invasivos, o CC-0 é equivalente a uma cirurgia de redução de volume completa. Se, no intra-operatório, os cirurgiões observarem que, devido à extensão maciça da doença, é impossível realizar uma citorredução completa, então deve ser efectuada apenas uma cirurgia de debulking com o objetivo principal de paliação e melhoria da qualidade de vida[13].

Em conclusão, após a análise dos factores de prognóstico quantitativos, podemos assumir que os doentes com doença peritoneal de pequeno volume podem beneficiar de uma terapêutica curativa utilizando cirurgia citorredutora e quimioterapia intraperitoneal.

3.3. Referências

1. Di Giorgio A, Naticchioni E. Biacchi D, Sibio S, Accarpio F, Rocco M, Tarquini S., Di Seri M, Ciardi A., Montruccoli D., Sammartino P. Cirurgia citorredutora (procedimentos de peritonectomia) combinada com quimioterapia intraperitoneal hipertérmica (HIPEC) no tratamento da carcinomatose peritoneal difusa do cancro do ovário. CANCER 15 de julho de 2008 / Volume 113 / Número 2, 315-25.

2. Sugarbaker PH: Procedimentos de peritonectomia. Ann Surg 221:29-42, 1995.

3. Sugarbaker PH, Mora JT, Carmignani P, Stuart OA, Yoo D: Atualização dos agentes quimioterapêuticos utilizados na quimioterapia intraperitoneal perioperatória. Oncologist 10(2):112-122, 2005.

4. Sugarbaker PH. Technical Handbook for the Integration of Cytoreductive Surgery and Perioperative Intraperitoneal Chemotherapy into the Surgical Management of Gastrointestinal and Gynecologic Malignancy (Manual Técnico para a Integração da Cirurgia Citorredutora e da Quimioterapia Intraperitoneal Perioperatória no Tratamento Cirúrgico de Neoplasias Gastrointestinais e Ginecológicas).

file:///D:/OG/HIPEC%20CARTE/Technical%20Handbook%20for%20Preve

ntion%20and%20Treatment%20of%20Peritoneal%20Surface%20Malignanc y%20-%20No%20Appendix.pdf

5. De Lima Vazquez V, Sugarbaker PH: Peritonectomia parietal anterior total. J Surg Oncol 83(4):261-263, 2003

6. Jacquet P, Sugarbaker PH. Metodologias de investigação clínica no diagnóstico e estadiamento de doentes com carcinomatose peritoneal. In: Sugarbaker PH, editor. Peritoneal Carcinomatosis: Principles of Management. Boston: Kluwer Academic; 1996:359-374.

7. Sugarbaker PH. Commentary: Reichman TW, et al. Cytoreductive surgery and intraoperative hyperthermic chemoperfusion for advanced ovarian carcinoma. J Surg Oncol. 2005;90:56-58.

8. Helm CW, Randall-Whitis L, Martin RS, et al. Hyperthermic intraperitoneal chemotherapy in conjunction with surgery for the treatment of recurrent ovarian carcinoma. Gynecol Oncol. 2007;105:90-96.

9. Eisenkop SM, Spirtos NM, Friedman RL, et al. Influências relativas do tumor antes da cirurgia e do resultado da citorredução na sobrevivência de doentes com cancro do ovário avançado: um estudo prospetivo. Gynecol Oncol. 2003;90:390-396.

10. Jacquet P, Vidal-Jove J, Zhu BW, Sugarbaker PH: Carcinomatose peritoneal de neoplasia maligna intra-abdominal: Natural history and new prospects for management. Ata Belgica Chirurgica 94:191-197, 1994

11. Sugarbaker PH: Successful management of microscopic residual disease in large bowel cancer (Gestão bem sucedida da doença residual microscópica no cancro do intestino grosso). Cancer Chemother Pharmacol 43(Suppl):S15-S25, 1999.

12. Manual de estadiamento do cancro da AJCC: Classificação TNM dos Tumores Malignos. 6ª ed. Berlim: Springer; 2002.

13. Bristow RE, Duska LR, Lambrou NC, et al. A model for prediction surgical outcome in patients with advanced ovarian carcinoma using computed tomography. Cancer. 2000;89: 1532-1540.

Capítulo 4.

Fundamentação da IP normotérmica no COE

4.1. Significado clínico

4.2. Seleção e avaliação dos doentes

4.3. Morbidade e mortalidade. Resultados de sobrevivência

4.4. Referências

Como já foi referido nos capítulos anteriores, existe uma justificação para utilizar a via intraperitoneal para a administração de quimioterapia, sendo a razão mais sólida o facto de o cancro do ovário se disseminar por extensão local ou diretamente para as camadas peritoneais. Trata-se de uma forma única de disseminação porque as células se soltam do tumor do ovário e são transportadas para a cavidade peritoneal devido à circulação peritoneal fisiológica. Não são submetidas a processos de intra e extravasamento e podem ser incorporadas na superfície peritoneal quer como nódulo tumoral único, quer como "metástases passivas" - múltiplos nódulos tumorais [1]. Estas últimas podem ser designadas por "micrometástases", que podem crescer até um tamanho de 1 mm^2 através do fornecimento de difusão. Deste modo, uma vez que a cirurgia e a quimioterapia intravenosa se revelaram ineficazes, a única forma de tratar tanto as "micrometástases" como os nódulos tumorais únicos é a quimioterapia IP [1,2].

Com a ajuda da quimioterapia IP, obtém-se uma maior concentração de fármaco intraperitoneal com uma menor taxa de efeitos secundários sistémicos em comparação com a administração de quimioterapia intravenosa padrão [3].

A superioridade da quimioterapia IP em relação à via IV foi demonstrada nos ensaios clínicos aleatórios de fase III GOG 172[4] e GOG 114 [5], tendo ambos demonstrado um benefício de sobrevivência em termos de OS e PFS para os doentes que receberam quimioterapia IP.

Apesar destes resultados positivos, devemos mencionar que os dois ensaios eram diferentes em termos da dose utilizada de agentes quimioterapêuticos e, nomeadamente, o GOG 172 atribuiu aleatoriamente aos doentes - após a remoção primária do cancro do ovário, da trompa de Falópio ou do peritoneu em estádio III com tumor residual pós-operatório < 1 cm - para receber paclitaxel IV, 135 mg/m2 durante 24 horas, no dia 1 e cisplatina IV, 75 mg/m2, no dia 2, ou paclitaxel IV, 135 mg/m2 durante 24 horas, no dia 1 e cisplatina IP, 100 mg/m2 durante 24 horas, no dia 2, seguido de paclitaxel IP, 60 mg/m2, no dia 8 de um ciclo de 3 semanas.

No outro ensaio, GOG 114, os doentes foram aleatoriamente selecionados para receber 6 ciclos de cisplatina e paclitaxel IV ou 6 ciclos da combinação de paclitaxel IV mais cisplatina IP após 2 ciclos prévios de carboplatina.

Em conclusão, dois ciclos de carboplatina IV, bem como uma dose mais elevada de cisplatina IP no GOG 114, e uma dose de paclitaxel no dia 8 de cada ciclo no GOG 172, assemelhando-se a um regime IV de dose densa. Além disso, 44% dos doentes no braço de tratamento IP do GOG 172 receberam carboplatina e paclitaxel IV depois de interromperem a quimioterapia IP.

Estas diferenças podem explicar os benefícios obtidos com a utilização da quimioterapia IP. Por outro lado, as desvantagens associadas à via IP merecem ser tidas em consideração. Entre elas, podemos mencionar as complicações relacionadas com o cateter (por exemplo, infeção, rejeição) e os efeitos secundários da terapia IP, tais como toxicidade hematológica, dor ou fadiga [6, 7].

4.1. Significado clínico

Os efeitos secundários da quimioterapia IP e o seu impacto na OS e PFS influenciaram a decisão de utilizar a IP também na prática clínica de rotina. Relativamente à taxa de OS, o impacto da quimioterapia com IP não foi tão significativo como esperado. No ensaio GOG 114 [5], a mediana da PFS foi de 28 meses no grupo de doentes com quimioterapia IP, em comparação com 22 meses no grupo que recebeu quimioterapia IV, enquanto a mediana da OS registou uma melhoria insignificante - 63 meses em comparação com 52 meses. Os resultados obtidos no ensaio GOG 172 [4] foram uma mediana de PFS de 23,8 meses para o grupo IP vs 18,3 meses para o grupo IV e uma mediana de OS de 65,5 meses vs 49,7 meses, a favor do regime IP.

Na análise dos ensaios GOG 114 e GOG 172 efectuada por Tewari e colaboradores [8], a mediana da OS dos doentes com terapêutica IP foi de 61,8 meses, em comparação com 51,4 meses no grupo IV e uma redução de 23% no risco de morte para o grupo IP. A conclusão de todos os 6 ciclos foi associada a uma melhoria significativa da taxa de SG. A impossibilidade de receber todos os 6 ciclos de quimioterapia deve-se à elevada incidência de complicações relacionadas com o cateter, efeitos hematológicos e gastrointestinais. Nos ensaios GOG 114 e 172, as taxas de conclusão de todos os ciclos de quimioterapia IP variaram entre 42% e 71%, em comparação com 58%-86% na quimioterapia IV.

No que diz respeito ao momento ideal para incorporar a quimioterapia IP, é o pós-operatório, após uma cirurgia citorredutora primária óptima, quando a mulher está apta (recuperação do íleo e função intestinal normal) a receber o regime quimioterapêutico e informada sobre os riscos e benefícios desta via de administração de fármacos. O local onde os cateteres intraperitoneais são implantados é a parede abdominal anterior [9].

4.2. Seleção e avaliação de doentes para receber quimioterapia normotérmica por IP

Os critérios de seleção das mulheres com cancro epitelial primário do ovário, em qualquer estádio FIGO, que são compatíveis para receber quimioterapia IP após cirurgia citorredutora primária devem ter em consideração a complicação mais importante deste método terapêutico - as infecções relacionadas com o cateter, bem como as complicações hematológicas e gastrointestinais.

O doente mais adequado para receber quimioterapia IP adjuvante pós-operatória é aquele que não foi submetido a ressecção intestinal devido aos já referidos efeitos secundários gastrointestinais dos agentes quimioterapêuticos. No entanto, isto não deve ser considerado uma contraindicação absoluta para a implementação de quimioterapia IP, uma vez que as ressecções intestinais, e nomeadamente as ressecções reto-sigmóides, são as mais frequentemente realizadas como parte do esforço citorredutor máximo.

No que diz respeito ao tamanho dos nódulos peritoneais após a cirurgia de redução do volume tumoral que devem ser alvo de quimioterapia IP, Los e colaboradores [10] observaram que, após a injeção de cisplatina radiomarcada na cavidade peritoneal de ratos, a penetração dos fármacos variou entre 1 e 2 mm e as concentrações IP foram 10 a 20 vezes superiores às dos níveis séricos. Assim, podemos concluir que apenas as mulheres com nódulos tumorais muito pequenos após cirurgia de redução máxima de volume podem ser selecionadas para quimioterapia IP.

Além disso, para as mulheres com gânglios linfáticos positivos, tem sido postulado que a utilização da via IV é mais adequada em mulheres com cancro do ovário e gânglios linfáticos positivos, uma vez que se sabe que outras vias de disseminação da doença são o sistema linfático e venoso, bem como a invasão direta através do diafragma [11].

O momento da administração da quimioterapia IP é mais frequentemente imediatamente após a cirurgia citorredutora primária. Por conseguinte, as mulheres que recuperam a função intestinal normal são selecionadas para a administração imediata de IP. A principal razão para esta administração precoce é evitar o desenvolvimento de aderências que podem limitar o acesso dos agentes citotóxicos às superfícies tumorais [9].

Por último, quando as doentes são selecionadas para quimioterapia IP normotérmica, deve assegurar-se que a equipa médica é constituída por oncologistas ginecológicos especializados, oncologistas médicos e enfermeiros que podem realizar a cirurgia citorredutora máxima, a inserção e a remoção de cateteres intraperitoneais. Além disso, são necessárias infra-estruturas adequadas, equipamento moderno e tempo suficiente.

4.3. Morbidade e mortalidade. Resultados da sobrevivência

Os dados relativos às complicações pós-operatórias, às taxas de mortalidade, bem como às taxas medianas de sobrevivência livre de doença e à sobrevivência global das mulheres submetidas a quimioterapia IP foram apresentados pelos três grandes ensaios clínicos aleatórios controlados mais importantes que utilizaram a administração de quimioterapia por cateter IP [4,5,12,13] em doentes com cancro do ovário em estádio III submetidas a cirurgia citorredutora máxima. O grupo experimental de doentes recebeu uma combinação de quimioterapia IV e IP, enquanto o grupo de controlo recebeu apenas quimioterapia IV. O fármaco quimioterapêutico foi a cisplatina numa dose de 100 mg/m^2 , administrada em 6 ciclos de três em três semanas.

A taxa de morbilidade registada para o grupo IP variou entre 56% e 94%, em comparação com uma taxa de 69%-90% para o grupo IV. Também a taxa de mortalidade foi registada e nomeadamente entre 1% e 2% no grupo IP e entre 0% e 2% no grupo IV.

No que diz respeito ao impacto da quimioterapia IP nas taxas de sobrevivência, foram registados resultados positivos no grupo IP, com uma mediana de sobrevivência livre de doença que variou entre 24 e 28 meses, em comparação com 11-22 meses no grupo IV. Da mesma forma, a sobrevivência global mediana também foi superior no grupo IP em comparação com o grupo IV, nomeadamente 49-66 e 41-52 meses, respetivamente. O grupo de mulheres com cancro do ovário em estádio III e quimioterapia IP que foram incluídas no ensaio clínico GOG 172 teve a sobrevivência global mediana mais longa - 65,6 meses.

As evidências científicas mais importantes sobre morbidade, mortalidade e resultados de sobrevivência para quimioterapia normotérmica com IP são apresentadas na Tabela 2[9].

Tabela 2. Morbidade, mortalidade e resultados de sobrevivência da quimioterapia normotérmica com IP [9].

Autores	n	IP/controlo	CHT	Conclusão %	Morbidade	Mortalidade	Mediana de DFS (meses)	Mediana de OS (meses)
Armstrong et al. [4]	205	IP	Iv paclitaxel 135 mg/m2 durante 24 h (dia 1) + IP cisplatina 100 mg/m2 (dia 2) + IP paclitaxel 60 mg/m2 (dia 8)	42	2	94	24	66
	210	Controlo	Iv paclitaxel 135 mg/m2 durante 24 h (dia 1) + Iv cisplatina 75 mg/m2 (dia 2)	83	2	90	18	50
Markman et al. [5]	235	IP	Carboplatina EV em dois ciclos de 28 em 28 dias, seguida 4 semanas mais tarde por paclitaxel EV 135 mg/m2 durante 24 horas (dia 1) + cisplatina IP 100 mg/m2 (dia 2)	71	1	80	28	63
	227	Controlo	Iv paclitaxel 135 mg/m2 durante 24 horas (dia 1) +	86	1	78	22	52

			Iv cisplatina 75 mg/m2 (dia 2)					
Alberts et al.[13]	IP	267	Ciclofosfamida Iv (600 mg/m2) + cisplatina IP (100 mg/m2)	58	1	56	nr	49
	Controlo	279	ciclofosfamida (600 mg/m2) + cisplatina Iv (100 mg/m2)	58	0	69	nr	41

nr= não registado;

n=número de doentes;

4.4. Referências

1. Lengyel E. O desenvolvimento e as metástases do cancro do ovário. Am J Pathol. 2010;177:1053-64.

2. Oseledchyk A, Zivanovic O,.Intraoperative Hyperthermic Intraperitoneal Chemotherapy in Patients With Advanced Ovarian Cancer. Rede de Cancro http : //www.cancernetwork.com

3. Della Pepa C., Tonini G, Pisano C, Di Napoli M., Cecere S.C, Tambaro R., Facchini G., Pignata S. O padrão de tratamento do cancro do ovário: existem alternativas reais? Chin J Cancer; 2015; Vol. 34 Issue 1, 17-27

4. Armstrong DK, Bundy B, Wenzel L, et al. Intraperitoneal cisplatin and paclitaxel in ovarian cancer. N Engl J Med, 2006,354:34-43.

5. Markman M, Bundy BN, Alberts DS, et al. Phase III trial of standarddose intravenous cisplatin plus paclitaxel versus moderately high-dose carboplatin followed by intravenous paclitaxel and intraperitoneal cisplatin in smallvolume stage III ovarian carcinoma: an intergroup study of the Gynecologic Oncology Group, Southwestern Oncology Group, and Eastern Cooperative Oncology Group. J Clin Oncol, 2001,19:1001-1007.

6. Bamberger ES, Perrett CW. Angiogenesis in epithelian ovarian cancer (Angiogénese no cancro do ovário epitelial). Mol Pathol.2002;55;348-59.

7. Folkman J. Quais são as provas de que os tumores são dependentes da angiogénese? J Natl Cancer Inst. 1990;82:4-6.

8. Tewari D, Java JJ, Salani R, et al. Vantagem de sobrevivência a longo prazo e factores de prognóstico associados ao tratamento de quimioterapia intraperitoneal no cancro do ovário avançado: um estudo do Gynecologic Oncology Group. J Clin Oncol. 23 Mar 2015.

9. Chan DL, Morris DL, Terence AR, Chua C. Quimioterapia intraperitoneal no cancro do ovário: uma revisão da tolerância e eficácia. Cancer Management and Research 2012:4 413-422.

10. Los G, Mutsaers PH, Lenglet WJ, Baldew GS, McVie JG. Platinum distribution in intraperitoneal tumors after intraperitoneal cisplatin treatment (Distribuição da platina em tumores intraperitoneais após tratamento com cisplatina intraperitoneal). Cancer Chemotherapy and Pharmacology. 1990; 25(6):389-94.

11. Burghardt E, Girardi F, Lahousen M, Tamussino K, Stettner H. Patterns of pelvic and paraaortic lymph node involvement in ovarian cancer. Gynecologic Oncology. 1991; 40(2): 103-6.

12. Walker JL, Armstrong DK, Huang HQ, et al. Intraperitoneal catheter outcomes in a phase III trial of intravenous versus intraperitoneal chemotherapy in optimal stage III ovarian and primary peritoneal cancer: a Gynecologic Oncology Group study. Gynecol Oncol. 2006;100(1):27-32.

13. Alberts DS, Liu PY, Hannigan EV, et al. Intraperitoneal cisplatin plus intravenous cyclophosphamide versus intravenous cisplatin plus intravenous cyclophosphamide for stage III ovarian cancer. N Engl J Med. 1996;335(26):1950-1955

Capítulo 5.

Técnica de HIPEC. Sistema de circulação do aquecedor

5.1. O retractor Sugarbaker

5.2. Métodos de administração de HIPEC

5.2.1. O método "aberto

5.2.2. O método "fechado

5.2.3. O método do "expansor acrílico de cavidades

5.3. Referências

5.1. O retractor Sugarbaker

A possibilidade de combinar a quimioterapia com a hipertermia e de as administrar em conjunto na cavidade peritoneal foi primeiramente concretizada por Spratt e os seus colaboradores [1], que realizaram as suas experiências em modelos caninos e, mais tarde, em modelos humanos. Desde então, a HIPEC foi incluída no tratamento de outras doenças malignas, como o cancro gástrico, do apêndice, colorrectal ou endometrial [2, 3, 4, 5].

O retractor de Sugarbaker (instrumento cirúrgico de Thompson) é um instrumento desenvolvido com o objetivo de facilitar o parto HIPEC. Foi desenvolvido para ser colocado acima da incisão abdominal da linha média com um orifício central que permite a visualização e o acesso à pélvis e ao abdómen [6]. O retractor está representado na Figura 4.

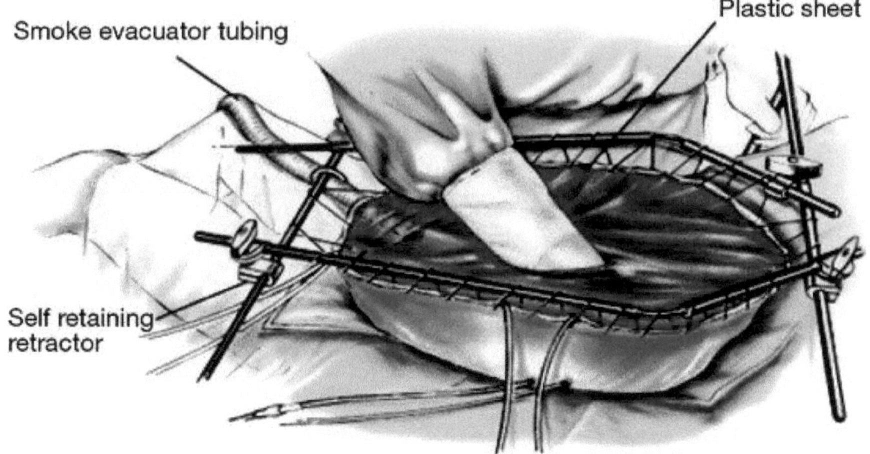

Figura 4. O retractor de Sugarbaker torna possível a realização de HIPEC. Em Sugarbaker PH. Technical Handbook for the Integration of Cytoreductive Surgery and Perioperative Intraperitoneal Chemotherapy into the Surgical Management of Gastrointestinal and Gynecologic Malignancy [7].

As barras articuladas representadas acima medem 21 polegadas e foram feitas para sustentar duas placas de aço inoxidável de estabilização que medem 19 x 9^ polegadas e são colocadas aproximadamente 6 polegadas acima da parede abdominal anterior. Estas placas de aço inoxidável são fixadas em oito pares de orifícios junto ao bordo interior da abertura do abdómen (instrumento cirúrgico Thompson). Oito suturas com fios monofilamentares suspendem os bordos da pele, transformando assim o abdómen e a pélvis num reservatório que permite a livre circulação dos 2-4 litros de quimioperfusão.

As partes mais importantes do retractor de Sugarbaker são os cateteres de entrada (um) e de saída (quatro) para a perfusão hipertérmica, que são normalmente colocados lateralmente, nomeadamente por baixo do hemidiafragma direito para o cateter de entrada. Uma sonda de temperatura no interior do abdómen é regulada para ser fornecida através do cateter de entrada. O espaço aberto é fechado por uma tampa de aço inoxidável, deixando apenas um pequeno local (redondo) para aceder ao abdómen. Todo o campo é então coberto por um campo impermeável com um ponto de cruzamento que permite abrir o local de acesso redondo (**Figura 5**).

Finalmente, usando um braço com duas luvas, entra-se pelo local de acesso e mistura-se o quimioperfusor aquecido. O cirurgião também pode usar um laparoscópio para misturar a solução, o que significa que o local de acesso deve ser adequado para o equipamento laparoscópico [6,7,8].

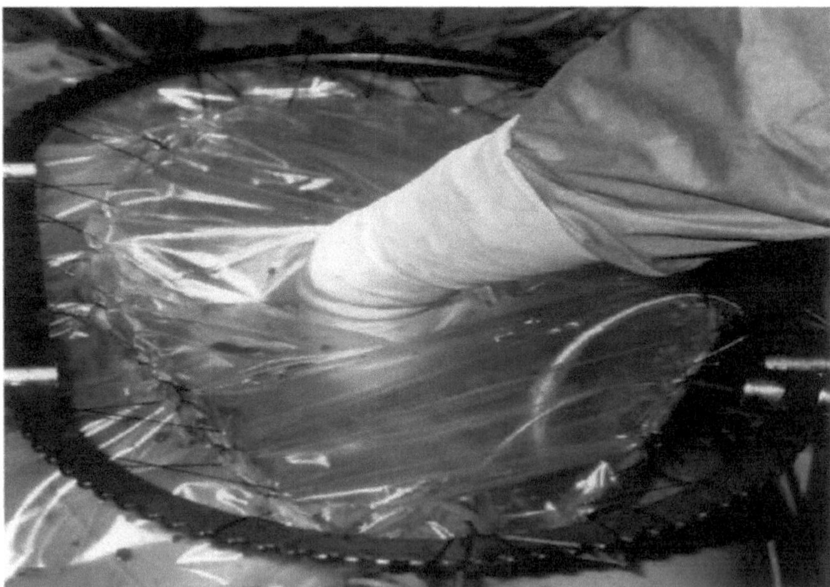

Figura 5. Administração de HIPEC. O cirurgião usa duas luvas para misturar a solução de quimioterapia aquecida. De [12]. Atlas do Cancro do Apêndice - Quimioterapia Intraperitoneal Perioperatória

5.2. Métodos de administração de HIPEC

O método através do qual a HIPEC pode ser efectuada é de três formas:[9,10]:

1. o método "aberto";

2. o método "fechado";

3. uma técnica que utiliza um "expansor acrílico da cavidade"

Os métodos acima referidos baseiam-se num sistema de bombas que permitem a livre circulação dos agentes quimioterapêuticos aquecidos na cavidade peritoneal. A HIPEC é administrada após a conclusão da cirurgia de citorredução máxima.

O procedimento decorre em três etapas, cada uma delas exigindo diferentes períodos de tempo: entre 30 e 45 minutos para a iniciação, 30-90 minutos para a perfusão da solução e 15 minutos para a remoção. No total, o procedimento cirúrgico estende-se por 90-150 minutos. Durante este período de tempo, todas as estruturas anatómicas da cavidade peritoneal são expostas uniformemente ao calor e à quimioterapia. O cirurgião manipula cuidadosamente as vísceras e mistura o quimioperfusor na cavidade abdominal, de modo a evitar o desenvolvimento de aderências peritoneais. Uma bomba de rolos força a solução de quimioterapia para o interior do abdómen através de um cateter (cateter de Tenckhoff) e retira-a através dos drenos. A temperatura do líquido intraperitoneal varia entre 41 e 43°C, enquanto o líquido é infundido a uma temperatura de 44-46°C [11].

O mecanismo de ação está resumido na **Figura 5** [9].

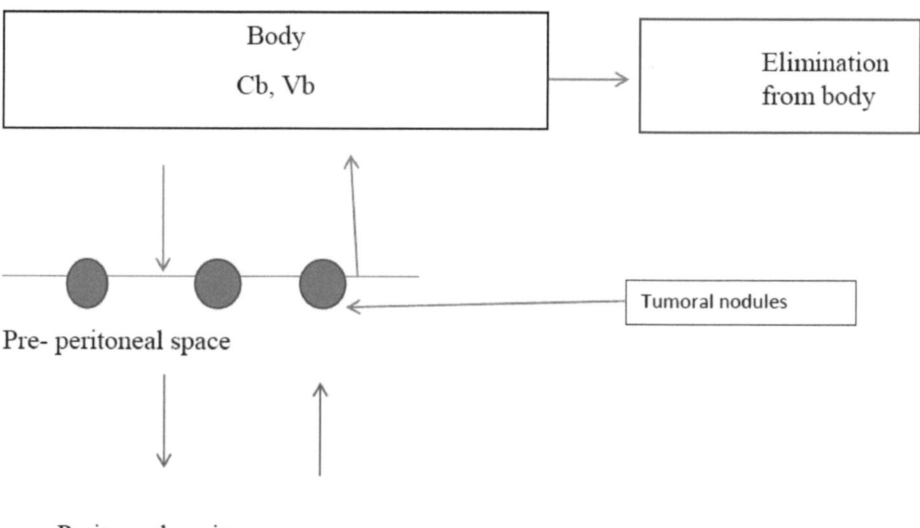

Figura 5. Mecanismo de ação do HIPEC. Em [9]: Bacalbasa N., lonescu O, Balescu I. Should we use the hyperthermic intraperitoneal chemotherapy in the management of ovarian cancer? Uma revisão da literatura. Journal of Solid Tumors 12/2015; 6(1), 2127.

Cb= Concentração do fármaco no sangue; Vb: Volume de distribuição do fármaco no corpo; Cp: Concentração do fármaco livre no líquido peritoneal; Vp: Volume da cavidade peritoneal

A taxa de transferência dos fármacos para a cavidade peritoneal pode ser calculada multiplicando a área de permeabilidade pela diferença global de concentração entre a cavidade peritoneal e o sangue.). A área de permeabilidade controla esta transferência [9].

Taxa de transferência de massa= Área de permeabilidade x (Cp-Cb)

5.2.1. O método "aberto" ou "coliseu

É o método descrito acima (instrumento de Thompson) quando oito placas de aço inoxidável são fixadas em oito pares de orifícios perto do bordo interno da abertura do abdómen a cerca de 15 cm acima da parede abdominal anterior.

Oito suturas com fios monofilamentares suspendem os bordos da pele, transformando assim o abdómen e a pélvis num reservatório que permite a livre circulação dos 2-4 litros de quimioperfusor. Uma folha de plástico cobre a ferida abdominal aberta com uma fenda cantral para que o cirurgião possa misturar o quimioperfusor na pélvis e na cavidade abdominal (**Figura 5**) [12,15].

5.2.2. O método "fechado

Este método baseia-se numa bomba de entrada com dois cateteres de entrada responsáveis pela irrigação do quadrante superior direito e da pélvis e quatro cateteres de saída ligados a uma bomba de saída. As sondas de temperatura são colocadas na extremidade dos cateteres de entrada e de saída e num local remoto no abdómen e na pélvis (por exemplo, atrás do mesentério do intestino delgado ou no peritoneu acima da veia cava inferior) [6].

A mulher está em posição de Trendelenburg e o abdómen e a pélvis são preenchidos apenas com uma solução salina para evitar a entrada de ar1[11].

Os tubos de entrada e de saída são colocados no abdómen através da incisão abdominal ou de uma incisão separada, normalmente afastada da ferida. A solução salina circula até se atingir a temperatura pretendida. Em seguida, os agentes quimioterapêuticos são adicionados à solução salina. O cirurgião usa duas luvas e mistura continuamente a solução de quimioterapia aquecida no abdómen e na pélvis. Este método requer entre 30 e 120 minutos [11,13,14].

O método "fechado" está representado na **Figura 6.**

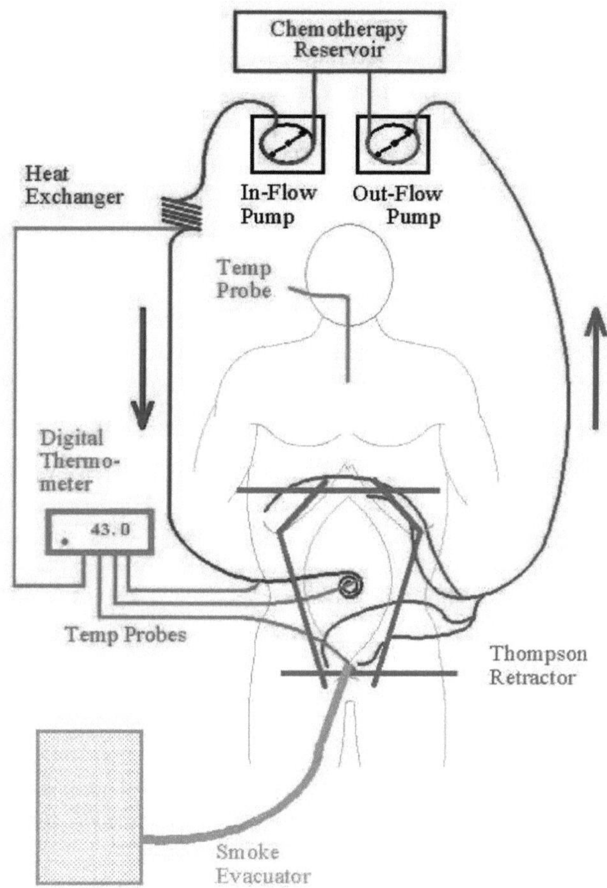

Figura 6. O método "fechado" de administração de HIPEC

5.2.3. O método do "expansor acrílico de cavidades

Este método foi inicialmente descrito no Japão e baseia-se num cilindro feito de acrílico (também conhecido como "expansor de cavidade") que é colocado sobre a ferida. Os órgãos viscerais flutuam no quimioperfusato que é aplicado na cavidade peritoneal e depois direcionado para este cilindro de acrílico [16].

No final do procedimento, todo o equipamento é retirado, são administradas as soluções salina e anti-aderente e a ferida é suturada. As melhorias nas técnicas laparoscópicas tornaram possível a realização de quimioterapia intraperitoneal aquecida assistida por laparoscopia, que facilita a adesiólise, a citorredução e a administração de quimioterapia [17].

5.3. Referências

1. Spratt JS, Adcock RA, MuskovinMetal. Sistema de administração clínica para quimioterapia hipertérmica intraperitoneal. CancerRes1980;40:256-260.

2. Fujimoto S, Takahashi M, Mutou T et al. Melhoria da taxa de mortalidade de doentes com carcinoma gástrico com carcinomatose peritoneal tratados com quimioperfusão hipertérmica intraperitoneal combinada com cirurgia. Cancro 1997;79:884-891.

3. Sugarbaker PH, Chang D. Results of treatment of 385 patients with peritoneal surface spread of appendiceal malignancy. Ann Surg Oncol 1999; 6:727-731.

4. Witkamp AJ, de Bree E, KaagMMet al. Extensive cytoreductive surgery followed by intra-operative hyperthermic intraperitoneal chemotherapy with mitomycin-C in patients with peritoneal carcinomatosis of colorectal origin. Eur J Cancer 2001;37:979 -984

5. Helm CW, Toler CR, Martin RS 3rd et al. Cytoreduction and intraperitoneal heated chemotherapy for the treatment of endometrial carcinoma recurrent within the peritoneal cavity. Int J Gynecol Cancer 2007;17:204-209.

6. Sugarbaker PH. Technical Handbook for the Integration of Cytoreductive Surgery and Perioperative Intraperitoneal Chemotherapy into the Surgical Management of Gastrointestinal and Gynecologic Malignancy. file:///D:/OG/HIPEC%20CARTE/Technical%20Handbook%20for%20Prevention%20and%20Treatment%20of%20Peritoneal%20Surface%20Malignanc y%20-%20No%20Appendix.pdf

7. http://www.thej go.org/article/viewFile/5608/html/44529

8. Sugarbaker PH: Successful management of microscopic residual disease in large bowel cancer (Gestão bem sucedida da doença residual microscópica no cancro do intestino grosso). Cancer Chemother Pharmacol 1999,43(Suppl):S15-S25.

9. Bacalbasa N., lonescu O, Balescu I. Devemos utilizar a quimioterapia intraperitoneal hipertérmica no tratamento do cancro do ovário? Uma revisão da literatura. Journal of Solid Tumors 12/2015; 6(1), 21-27.

10. Esquivel J, Sugarbaker PH, Helm CW. Técnicas de administração de quimioterapia intraperitoneal hipertérmica. In: Helm CW, Edwards RP, eds. Intraperitoneal Cancer Therapy. Totowa, NJ: Human Press Inc, 2007: 163-177.

11. Helm CW. O papel da quimioterapia intraperitoneal hipertérmica (HIPEC) no cancro do ovário. The Oncologist 2009;14:683-694.

12. Atlas of Appendix Cancer - Perioperative Intraperitoneal Chemotherapy http://images.google.de/imgres?imgurl=http%3A%2F%2Fwww.surgicalonco logy.com%2Fatf037.jpg&imgrefurl=http%3A%2F%2Fwww. surgicaloncolo

gy.com%2Fatchemo. htm&h=710&w=950&tbnid=Y OafJ7 0HP-18KM%3A&docid=CDwq4637PPey0M&ei=1Gu3VqHqGcb4PqfwgrAJ&tbm=isch&iact=rc&uact=3&dur=401 &page=1&start=0&ndsp=21 &ved=0ahUKEwihpOjIhObKAhVGvA8KHSe4AJYQrQMIOTAI

13.Sugarbaker PH, Yu W, Yonemura Y et al. Gastrectomia, peritonectomia e quimioterapia intraperitoneal perioperatória: A evolução das estratégias de tratamento do cancro gástrico avançado. Semin Surg Oncol 2003;21: 233-248

14. Jacquet P, Vidal-Jove J, Zhu BW, Sugarbaker PH: Carcinomatose peritoneal de neoplasia maligna intra-abdominal: Natural history and new prospects for management. Ata Belgica Chirurgica 94:191-197, 1994.

15. Esquivel J, Sugarbaker PH, Helm CW. Técnicas de administração de quimioterapia intraperitoneal hipertérmica. In: Helm CW, Edwards RP, eds. Intraperitoneal Cancer Therapy. Totowa, NJ: Human Press Inc, 2007: 163177.

16. FujimuraT, YonemuraY, Fushida S et. al. Perfusão peritoneal hipertérmica contínua para o tratamento da disseminação peritoneal em cancros gástricos e subsequente operação de segunda abordagem. Cancro 1990;65:65-71

17. de Bree E, Theodoropoulos PA, Rosing H et al. Tratamento do cancro do ovário com quimioterapia intraperitoneal com taxanos: Do laboratório

da bancada à cabeceira do doente. Cancer Treat Rev 2006;32:471- 482.

Capítulo 6.

Fundamentação da HIPEC no EOC

6.1. Significado clínico

6.2. Seleção e avaliação dos doentes

6.3. Referências

Abreviaturas:

ECOG= Eastern Cooperative Oncology Group;
ACRIN= American College of Radiology Imaging Network

6.1. Significado clínico

Tal como referido nos capítulos anteriores, as mulheres com carcinomatose peritoneal (CP) com origem no cancro do ovário devem ser submetidas a cirurgia citorredutora máxima e HIPEC intra-operatória. Desta forma, toda a doença macroscópica pode ser removida cirurgicamente através de ressecções multiviscerais, peritonectomia e omentectomia completa, enquanto a DR microscópica pode ser abolida com a ajuda da perfusão peritoneal com quimioterapia aquecida (HIPEC). Este princípio provou ter benefícios em termos de sobrevivência para os doentes que são selecionados para receber este tratamento, uma vez que os estudos sobre HIPEC versus quimioterapia sistémica após SC máxima demonstraram uma maior sobrevivência nos doentes que receberam HIPEC. [1, 2].

Além disso, mesmo quando não é possível obter uma SC completa, a HIPEC pode ser considerada como uma opção paliativa em algumas mulheres com cancro do ovário em fase avançada e ascite maligna, nas quais não foi possível obter uma citorredução completa devido ao volume ou à distribuição da doença. Está provado que a ascite maligna após uma CRS incompleta está geralmente associada a um SC subóptimo e a uma baixa esperança de vida, que varia entre semanas e alguns meses, bem como a uma qualidade de vida cognitiva e emocional reduzida [3]. Um sistema de pontuação pré-operatória que associa a presença de ascite maligna com a possibilidade de não se obter RD grosseira após cirurgia de debulking máximo foi desenvolvido por Randle e seus colaboradores [4]. A realização de HIPEC por via laparoscópica após CC incompleta prévia visa a redução da ascite, embora a RD após o CC inicial não seja abordada [5, 6].

No que diz respeito aos benefícios de sobrevivência no cancro do ovário recorrente, a viabilidade da HIPEC foi evidenciada no estudo realizado por Bakrin [7] ao longo de um período de 17 anos num grupo de 246 doentes diagnosticadas com cancro do ovário recorrente. A taxa de morbilidade relatada e a mediana da OS foram de 12% e 48,9 meses, respetivamente. No entanto, é difícil interpretar estes resultados, uma vez que não existia um grupo de controlo de doentes, a taxa notificada de ausência de RD macroscópica foi de 92%, o que é atualmente espantosamente elevado, e os agentes quimioterapêuticos pós-operatórios notificados diferiram ao longo do período de 17 anos sem separar as doentes sensíveis e resistentes à platina [8].

Existem ainda desvantagens significativas da HIPEC, entre as quais se destacam: a complexidade da técnica e os custos associados, a necessidade de pessoal especializado (médicos e enfermeiros) e de infra-estruturas, a toxicidade dos agentes quimioterapêuticos administrados através da HIPEC (por exemplo, cisplatina, toxicidade renal) e o seu possível efeito prejudicado devido a aderências pós-cirúrgicas quando a HIPEC é efectuada como terapêutica de consolidação após o CC primário) [9]. A taxa de morbilidade pós-operatória foi registada como sendo de 25% [10].

Atualmente, na prática clínica de rotina, não foi validado um padrão de desempenho da HIPEC, uma vez que não é claro qual a modalidade da técnica de HIPEC mais adequada e qual o regime quimioterapêutico mais eficaz[11]. Tendo em conta a toxicidade renal relacionada com a cisplatina, ainda não foi esclarecido se a HIPEC é uma opção viável no tratamento do cancro do ovário primário e recorrente. Além disso, a eficácia da cisplatina é discutível e os seus efeitos secundários renais foram documentados em vários estudos, pelo que o regime medicamentoso ótimo a utilizar na HIPEC ainda não está claramente estabelecido [11].

A toxicidade associada ao uso de cisplatina que foi descrita em vários estudos é apresentada na Tabela 3 [11].

Tabela 3. Efeitos secundários renais relatados da cisplatina após a realização de HIPEC [11].

Estudo	Número (n) de pacientes	Medicamento e dose	Toxicidade renal
Zanon et al [12]	30 anos, cancro do ovário recorrente	Cisplatina 100 mg/m^2 em 21 doentes a $41,5^0$ C; 16 doentes receberam cisplatina combinada com tiossulfato.	2 doentes que receberam apenas cisplatina desenvolveram nefrotoxicidade.
DiGiorgio et al [13]	47, cancro primário do ovário (22) e cancro recorrente do ovário(25)	Cisplatina 75 mg/m^2 a 42-43 C^0	Foram registados 2 doentes com nefrotoxicidade (grau 1-2) que foi revertida com tratamento médico.
Cottee et al [14]	40, 13 com cancro do ovário recorrente	Cisplatina 1-1,5 mg/m^2 a 46-48^0 C durante 90 min; a toxicidade renal foi evitada utilizando solução salina infundida a 4 L/d ou 48 horas antes e 3 dias após a HIPEC.	4 doentes tiveram insuficiência renal aguda
Warschkow et al [15]	21, 10 com cancro do ovário primário e 11 com cancro do ovário recorrente	Cisplatina 50 mg/ m^2 a 42^0 durante 90 min. A dose de cisplatina foi reduzida antes do início do tratamento com carboplatina.	2 doentes tiveram insuficiência renal aguda

Zivanovic et al. [16]	12 com cancro do ovário recorrente	Cisplatina a 41° - 42^0 C durante 90 min Foi utilizada uma terapia de escalonamento da dose 3+3: 60, 80, 100 mg/m^2	1 doente desenvolveu toxicidade renal de grau 3 quando foi utilizada a dose de 100 mg/m^2 .
Deraco et al.[17]	56 com cancro do ovário recorrente	Cisplatina (42 mg/L de perfusato)+ doxorrubicina (15 mg/L de perfusato) a 42,5^0 C durante 90 min.	2 doentes desenvolveram toxicidade renal de grau 2 e 3 doentes desenvolveram toxicidade renal de grau 3.
Hakeam et al.[18]	53, 40 com cancro do ovário	Cisplatina 50 mg/ m^2 e doxorrubicina 15 mg/m^2 a 39,5- 42^0 C durante 90 min.	1 doente apresentou lesão renal e 1 doente desenvolveu insuficiência renal que evoluiu para insuficiência renal crónica);

6.2. Seleção e avaliação de doentes para HIPEC

As doentes com doença da superfície peritoneal de cancro do ovário em fase avançada (FIGO estádios III-IV) podem ser submetidas a um debulking máximo do tumor seguido de HIPEC. O debulking máximo do tumor refere-se à remoção de todo o tecido tumoral macroscópico, bem como aos procedimentos de peritonectomia. Quando o tumor está adjacente ou aderente a órgãos vitais e não pode ser removido por citorredução, pode ser utilizado um aspirador cirúrgico ultrassónico caviativo. O resultado histopatológico após a cirurgia de citorredução refere, para além do estado do tumor, gânglios linfáticos, invasão do espaço linfovascular), o estado da ressecção (R) [19]:

- R0, remoção completa de todo o tumor visível e resultados citológicos negativos

ou margens microscópicas;

• R1, remoção completa de todo o tumor visível e resultados citológicos positivos ou margens microscópicas;

• R2a, tumor residual mínimo, nódulo(s) medindo <,5 cm;

• R2b, tumor residual grosseiro, nódulo(s) medindo >,5 mas <2 cm;

• R2c, doença extensa remanescente, nódulo(s) medindo >2 cm

Os critérios de seleção dos doentes mais frequentemente incluem [20]:

• Idade;

• Corrida;

• Género;

• O momento da aplicação da HIPEC (por exemplo, no momento da cirurgia de citorredução primária, da cirurgia de debulking no intervalo, da cirurgia de segunda abordagem, no cancro do ovário recorrente ou como terapia de consolidação);

- O tipo de agente quimioterapêutico;
- O estado da ressecção (R);
- O tipo de tumor maligno;
- As cormobidades;
- Sobrevivência mediana (meses)
- Internamento hospitalar anterior ou na unidade de cuidados intensivos (UCI)
- O estado de desempenho do Eastern Cooperative Oncology Group (ECOG).

O estado de desempenho ECOG refere-se ao nível de funcionamento de um doente em termos da sua capacidade de cuidar de si próprio, da atividade diária e da capacidade física (por exemplo, andar, trabalhar). Foi publicado em 1982 e faz agora parte do ECOG-ACRIN (American College of Radiology Imaging Network) Cancer Research Group e é atualmente utilizado pelos investigadores que realizam ensaios clínicos sobre as possibilidades modernas de tratamento do cancro para medir o impacto da doença na vida quotidiana do doente.

O estado ECOG consiste em 6 graus (de Grau 0 a Grau 6) e define o tipo de população que pode ser reproduzida entre os investigadores que inscrevem doentes nos seus ensaios clínicos. É também útil para avaliar os resultados do tratamento (por exemplo, o estado de desempenho do doente após a conclusão do tratamento) [21].

O estado de desempenho ECOG é apresentado no Quadro 4 [22]

Tabela 4. Estado de desempenho ECOG [22].

Grau	Estado de desempenho ECOG
0	Totalmente ativo, capaz de desempenhar todas as funções anteriores à doença sem restrições
1	Restrição de actividades fisicamente extenuantes, mas ambulatório e capaz de realizar trabalho de natureza ligeira ou sedentária, por exemplo, trabalho doméstico ligeiro, trabalho de escritório
2	Ambulatório e capaz de prestar todos os cuidados a si próprio, mas incapaz de realizar quaisquer actividades laborais; estar a pé mais de 50% das horas de vigília
3	Capaz apenas de cuidar de si próprio de forma limitada; confinado à cama ou a uma cadeira mais de 50% das horas de vigília
4	Completamente incapacitado; não pode prestar cuidados a si próprio; totalmente confinado à cama ou a uma cadeira
5	Morto

Os marcadores tumorais (CEA, CA-125) e a TC do tórax, do abdómen e da pélvis têm de ser realizados antes de todos os procedimentos de HIPEC.

Entre os critérios de seleção para a realização de HIPEC no momento da cirurgia de citorredução primária, mencionamos [23]:

- Estado de desempenho ECOG <3;
- A confirmação histológica ou citológica da carcinomatose peritoneal;
- Tumor primário ressecável;
- Nódulos peritoneais debulháveis;
- Doença limitada à pélvis;
- Sem comorbilidades significativas;
- Paciente recuperado após radioterapia prévia ou quimioterapia sistémica

Os critérios de inclusão para HIPEC efectuada no momento da cirurgia de citorredução secundária são os seguintes [23,24]:

- Estado de desempenho anterior de grau ECOG 0,1 ou 2
- Estado da ressecção R0, R1 ou R2a;
- Recuperação completa após quimioterapia sistémica adjuvante ou radioterapia adjuvante;
- A imagística indica a possibilidade de uma ressecção completa do tumor;
- Doença limitada à pélvis;

As mulheres com estado de ressecção inicial R2b ou R2c e ivasão tumoral no intestino ou nas vias biliares podem ser submetidas a HIPEC se for possível obter uma ressecção multivisceral completa.

O seguimento pós-operatório é efectuado nos meses 1 e 3 e, posteriormente, a cada 3-6 meses. Um ano após a cirurgia de citorredução e HIPEC, o seguimento é indicado a cada 6 meses. Dependendo do estado clínico do doente, o seguimento pode incluir tomografia computorizada abdominal e pélvica aos 3, 6 e 12 meses [24].

6.3. Referências

1. Sugarbaker PH, Cunliffe WJ, Belliveau J, et al. Rationale for integrating early postperative intraperitoneal chemotherapy into the surgical treatment of gastrointestinal cancer. Semin Oncol. 1989; 16:83-97

2. Elias DM, Ouellet JF. Intraperitoneal chemohyperthermia: rationale, technique, indications, and results. Surg Oncol Clin N Am. 2001; 10:915-933. Xi

3. Bacalbasa N, Balescu I, Dima S, Herlea V, David L, Brasoveanu V, Popescu I. A cirurgia incompleta inicial modifica o prognóstico no cancro do ovário avançado, independentemente do tratamento subsequente. Anticancer Res. 2015 Apr;35(4):2315- 20.

4. Randle R.W., Swett K.R., Swords D.S, Shen P, Stewart J.H, Levine E.A, Votanopoulos K.A. Efficacy of Cytoreductive Surgery with Hyperthermic Intraperitoneal Chemotherapy in the Management of Malignant Ascites. Ann Surg Oncol. 2014 May ; 21(5): 1474-1479.

5. Valle M, Van der Speeten K, Garofalo A. Quimioterapia peroperatória intraperitoneal

hipertérmica laparoscópica (HIPEC) no tratamento da ascite maligna refractária: uma análise retrospetiva multi-institucional em 52 doentes. J Surg Oncol. 2009; 100:331-4

6. Sangisetty SL, Miner TJ. Ascite maligna: uma revisão dos factores de prognóstico, fisiopatologia e medidas terapêuticas. World J Gastrointest Surg. 2012; 4:87-95.

7. Bakrin N, Cotte E, Golfier F, et al. Cytoreductive surgery and hyperthermic intraperitoneal chemotherapy (HIPEC) for persistent and recurrent advanced ovarian carcinoma: a multicenter, prospective study of 246 patients. Ann Surg Oncol. 2012;19:4052-8.

8. Oseledchyk A, Zivanovic O. Quimioterapia intraperitoneal hipertérmica intra-operatória em doentes com cancro do ovário avançado. http : //www.cancernetwork.com

9. Helm CW, Bristow RE, Kusamura S, et al. Hyperthermic intraperitoneal chemotherapy with and without cytoreductive surgery for epithelial ovarian cancer. J Surg Oncol. 2008;98:283-90.

10. Chiva LM, Gonzalez-Martin A. A critical appraisal of hyperthermic intraperitoneal chemotherapy (HIPEC) in the treatment of advanced and recurrent ovarian cancer. Gynecol Oncol. 2015;136:130-5.

11. Kwa, M. Muggia. F. Clinical Trials of Hyperthermic Intraperitoneal Chemotherapy in Advanced Ovarian Cancer (Ensaios Clínicos de Quimioterapia Intraperitoneal Hipertérmica em Cancro do Ovário Avançado): Unanswered Questions. http : //www.cancernetwork.com

12. Zanon C, Clara R, Chiappino I, et al. Cytoreductive surgery and intraperitoneal chemohyperthermia for recurrent peritoneal carcinomatosis from ovarian cancer. World J Surg. 2004;28:1040-5.

13. Di Giorgio A, Naticchioni E, Biacchi D, et al. Cirurgia citorredutora (procedimentos peritoneais) combinada com quimioterapia intraperitoneal hipertérmica (HIPEC) no tratamento da carcinomatose peritoneal difusa do cancro do ovário. Cancer. 2008;113:315-25.

14. Cotte E, Colomban O, Guitton J, et al. Farmacocinética populacional e farmacodinâmica da cisplatina durante a quimioterapia intraperitoneal hipertérmica utilizando um procedimento abdominal fechado. J Clin Pharmacol. 2011;51:9-18.

15. Warschkow W, Tarantino I, Lange J, et al. Será que a quimioterapia intra-operatória hipertérmica conduz a melhores resultados em doentes com cancro do ovário? Um estudo de coorte num único centro em 111 doentes consecutivos. Patient Saf Surg. 2012;6:12.

16. Zivanovic O, Abramian A, Kullmann M, et al. HIPEC ROC I: um estudo de fase I da cisplatina administrada como quimioperfusão intraperitoneal intraoperatória hipertérmica seguida de quimioterapia pós-operatória intravenosa à base de platina em doentes com cancro do ovário epitelial recorrente sensível à platina. Int J Cancer. 2015;136:699-708.

17. Deraco M, Virzi S, Iusco DR, et al. Cirurgia citorredutora secundária e quimioterapia

intraperitoneal hipertérmica para cancro epitelial do ovário recorrente: um estudo multi-institucional. BJOG. 2012;119:800-9

18. Hakeam HA, Breakiet M, Azzam A, et al. A incidência de nefrotoxicidade da cisplatina após quimioterapia intraperitoneal hipertérmica (HIPEC) e cirurgia citorredutora. Ren Fail. 2014;36:1486-91.

19. Parson E.N., Lentz S, Russell S, Shen P, Levine E.A, Stewart J.A. Outcomes after cytoreductive surgery and hyperthermic intraperitoneal chemotherapy for peritoneal surface dissemination from ovarian neoplasms. Am J Surg . 2011 outubro; 202(4) doi:10.1016/j.amjsurg.2011.02.004.

20. Votanopoulos K.I, Ihemelandu C, Shen P, Stewart J.H, Russell G.B, Levine EA. Resultados da cirurgia citorredutora repetida com quimioterapia intraperitoneal hipertérmica para o tratamento de malignidade da superfície peritoneal. J Am Coll Surg. 2012 setembro; 215(3): 412-417

21. Oken M, Creech R, Tormey D, et al. Toxicidade e critérios de resposta do Eastern Cooperative Oncology Group. Am J Clin Oncol. 1982;5:649-655.

22. http://ecog-acrin.org/resources/ecog-performance-status

23. Shen, P.; Cahagan, J.; Stewart, JH., et al. Cirurgia citorredutora com quimioterapia intraperitoneal hipertérmica para carcinomatose peritoneal: análise da morbilidade e mortalidade pós-operatórias num centro de grande volume. Sociedade de Oncologia Cirúrgica 65ª Reunião Anual; Orlando, Flórida. março de 2012; Abstra

24. Stewart JH, Shen P, Levine EA. Intraperitoneal hyperthermic chemotherapy: an evolving paradigm for the treatment of peritoneal surface malignancies. Exp Rev Anticancer Ther. 2008; 8:1809-18.

Capítulo 7.

O papel da HIPEC no cancro do ovário em momentos significativos do tratamento

7.1. HIPEC na altura da cirurgia citorredutora inicial

7.2. HIPEC na altura da cirurgia de debulking intervalada (IDS)

7.3. HIPEC pós-operatório (quimioterapia de consolidação)

7.4. HIPEC em CO avançado e recorrente. Resultados de sobrevivência, mortalidade e morbilidade.

7.5. Limitações da HIPEC

7.6. Referências

Abreviaturas

IDS= interval debulking surgery

7.1. HIPEC na altura da cirurgia citorredutora inicial

A possibilidade de efetuar HIPEC durante o CC primário foi descrita pela primeira vez por Steller et al [1]. Com base nas suas descobertas, os argumentos a favor da HIPEC realizada na altura da cirurgia citorredutora inicial são os seguintes (tal como já delineámos nos capítulos anteriores) [2]:

- as suas acções sobre a RD resultaram no final da cirurgia inicial;
- pode penetrar facilmente em todas as superfícies da cavidade peritoneal, atingindo assim qualquer tumor pequeno, quer seja microscópico ou células malignas flutuantes;
- oferece a possibilidade de uma administração mais precoce da quimioterapia adjuvante.

Como os resultados primários da HIPEC realizada no momento da cirurgia inicial têm sido relatados, outros estudos têm tentado revelar os benefícios da HIPEC no tratamento cirúrgico do cancro do ovário [3, 4, 5, 6]. Embora os estudos disponíveis tenham estabelecido a importância da HIPEC no momento da cirurgia citorredutora primária, são ainda necessários mais estudos aleatórios de fase III, que devem incluir mais doentes (de preferência centenas de doentes) e permitir a colaboração entre centros que realizam HIPEC, para encontrar a resposta a outros pontos relativamente importantes, como a possibilidade de realizar HIPEC seguida de quimioterapia intraperitoneal normotérmica com ou sem quimioterapia intravenosa no momento da cirurgia citorredutora primária [8].

7.2. HIPEC na altura da cirurgia de debulking intervalada (IDS)

A quimioterapia neoadjuvante não é normalmente realizada no cancro primário do ovário, sendo a cirurgia citorredutora primária seguida de quimioterapia à base de platina o tratamento de base. No entanto, as excepções a esta "regra" que podem atrasar a submissão da doente à cirurgia inicial incluem [8]:

- comorbilidades médicas (especialmente cardíacas e pulmonares);
- embolia pulmonar;
- mau estado nutricional;

- cirurgiões inexperientes ou a falta de uma estrutura adequada;

Nessas situações, submeter o paciente à quimioterapia neo-adjuvante por dois ou três ciclos pode aumentar a chance de se obter uma ressecção completa do tumor e tem demonstrado estar associada a menos complicações peri e pós-operatórias [9].

Devido ao pequeno número de doentes e à heterogeneidade da informação no que diz respeito aos critérios de seleção dos doentes e à estratégia terapêutica, é ainda difícil efetuar uma comparação entre a quimioterapia neo-adjuvante seguida de IDS e HIPEC e o EC primário e HIPECC em termos de eficácia e benefícios de sobrevivência [10]. Da mesma forma, devido à natureza não aleatória dos dados e ao baixo nível de evidência dos estudos, é difícil deduzir conclusões relevantes.

Para além das vantagens acima mencionadas, a realização de HIPEC durante a IDS permite que a equipa multidisciplinar (oncoginecologistas, cirurgiões viscerais, oncologistas médicos) planeie a realização de HIPEC com todos os seus requisitos (por exemplo, disposição do sistema, definição da temperatura, posição dos doentes, incisões, avaliação do índice de cancro peritoneal, etc.) [11, 13].

7.3. HIPEC pós-operatório (quimioterapia de consolidação)

A quimioterapia IP pode ser planeada após o CC primário como terapia adjuvante. Pode ser administrada no período pós-operatório precoce ou quando o doente recupera o peristaltismo intestinal. Na primeira situação, a administração da quimioterapia é muito mais eficaz porque o quimioperfusor pode difundir-se mais facilmente nos nódulos tumorais residuais antes da formação de aderências que podem constituir um obstáculo à penetração eficaz do agente quimioterapêutico nos nódulos residuais [2, 14].

Embora as meta-análises de ensaios clínicos aleatórios tenham relatado bons resultados no que diz respeito às taxas de DFS e OS após quimioterapia IP, no recente ensaio aleatório GOG-172, as complicações associadas à toxicidade impediram 68% dos doentes no braço IP de completar os seis ciclos planeados de quimioterapia adjuvante IP [14]. Por exemplo, no estudo de Walker et al [25], 119 pacientes receberam quimioterapia IP após terem sido submetidos a um EC ótimo. Destes, 40 dos doentes (34%) sofreram complicações relacionadas com o cateter, 45 doentes (38%) não conseguiram tolerar o tratamento IP e 34 doentes (29%) abandonaram o tratamento devido a complicações inesperadas (por exemplo, complicações cardiopulmonares, insuficiência renal) ou progressão da doença. Apesar das provas de apoio de nível 1, e devido à elevada taxa de complicações do cateter e da via de administração, atualmente, a quimioterapia IP adjuvante não pode ser implementada na prática clínica de rotina.

No que diz respeito à incorporação da HIPEC quando o volume da doença é o menor possível e todas as superfícies peritoneais e tumores estão expostos, não há concordância de que a HIPEC possa contribuir para a obtenção de taxas de sobrevida mais satisfatórias. Gori e seus colaboradores [16] relataram um estudo com 51 pacientes submetidos a EC otimizada (RD<2 cm) seguida de quimioterapia com cisplatina e ciclofosfamida por via intravenosa. Destes, 32 pacientes foram submetidos a laparotomia de segunda vista e HIPEC. Os restantes 19 doentes recusaram (devido a convicções pessoais) a laparotomia de segunda abordagem e foram incluídos no grupo de controlo. O grupo HIPEC teve um seguimento médio de 64,4 meses, em comparação com 46,4 meses para o grupo de controlo.

Seguindo a mesma ideia, Bae et al [17] apresentaram os resultados de um estudo em 44 doentes com cancro do ovário em estádio III que receberam laparotomia second-look e HIPEC com carboplatina (n=30) e paclitaxel (n=14) como quimioterapia adjuvante (pós-operatória). O grupo de controlo era constituído por 24 doentes tratadas apenas com laparotomia de segunda abordagem. Após a finalização da laparotomia de segunda abordagem, era obrigatória uma quimioterapia de consolidação administrada por via intravenosa para todos os doentes. O grupo HIPEC apresentou uma taxa de PFS a 3 anos de 56,3% e uma taxa de sobrevivência global a 5 anos de 66,1%, enquanto que para o grupo de controlo os resultados foram de 56,3% e 31,3%, respetivamente.

Os estudos acima apresentados, bem como os relatórios existentes na literatura especializada, seriam mais esclarecedores se incluíssem explicações sobre as definições de sensibilidade à platina e o tempo de recuperação, a mediana da SO relatada para doentes submetidos a RSC e HIPEC (entre 24 e 106 meses), cujo intervalo superior só foi relatado com SC seguido de quimioterapia sistémica e IP normotérmica[18].

7.4. HIPEC em CO avançado e recorrente. Resultados de sobrevivência, mortalidade e morbilidade.

Os estudos relativos à utilização de HIPEC no CO recorrente são grandes, heterogéneos, não aleatórios e incluem doentes com doença persistente e mau prognóstico, não podendo ser comparados com séries que relatam apenas o CC para a doença recorrente [33]. Os factores prognósticos de sobrevivência em doentes com CO recorrente ou persistente tratados com SC e HIPEC são [2, 12,19,20,21,22,23]:

- intervalo entre o diagnóstico e a HIPEC;
- índice de cancro peritoneal;
- idade;
- estado de desempenho;
- presença de metástases nos gânglios linfáticos;
- A extensão da RD antes da realização de HIPEC;.

A sobrevivência livre de progressão global difere entre os estudos publicados. Em mulheres com menos de 55 anos de idade com CO recorrente, a taxa de sobrevivência aos 5 anos foi registada como sendo de 75% [21].

Os resultados relatados após a utilização de HIPEC no tratamento do cancro epitelial do ovário recorrente ou persistente estão resumidos na Tabela 5.

Tabela 5. Dados relatados após a realização de HIPEC no cancro do ovário recorrente ou persistente [2,8].

Estudo	N.º de doentes (n)	Medicamento utilizado	Dose	Mínimo	T (ºC)	SO	2 anos sobrevivência (%)	3 anos sobrevivência (%)	5 anos sobrevivência (%)	Sobrevivência sem progressão
Deraco et al.[19]	27	Cisplatina	25 mg/m 2/l	60	42,5		55			21,8, mediana
van der Vange et al[24]	5	Cisplatina	50/75 mg/m 2	90	40		40			
Panteix et al.[25]	16	Cisplatina	60/80/ 100 mg	90	41 - 43			37,5		
de Bree et al. [26]	19	Docetaxel	75 mg/m 2	12 0	41 - 43		43			
Zanon et al.[27]	30	Cisplatina	100/1 50 mg/m 2	60	41,5- 42,5	28.1, median	60			
Raspagliesi et al[22]	40	Cisplatina/Mitomicina ou cisplatina/doxorrubicina	25/3,3 mg/m 2/l ou 43/15. 25 mg/l		42,5	41,4, média			15	23,9, média
Rufián et al.[21]	33	Paclitaxel	60 mg/m 2	60	41 - 43	57, média		51		
Helm et al.[20]	18	Cisplatina ou mitomicina	100 mg/m 2 ou 40	90	42- 43	31, mediana	42			10, mediana

			mg							
Cotte et al.[23]	81	Cisplatina	20 mg/m2/l, máx. 80 mg	90	44-46	28,4, mediana				19,2, mediana

Os dados acima apresentados não são suficientemente conclusivos, uma vez que incluíram mulheres com CO avançado ou recorrente e com bons factores de prognóstico e excluíram doentes com doença persistente após CC primário e quimioterapia intravenosa à base de platina. Tal como mencionado no Quadro 5, a mediana da SLD situa-se entre 13 e 74 meses no CO avançado e entre 13 e 74 meses no CO recorrente, enquanto as taxas de sobrevivência aos 3 e 5 anos são geralmente mais elevadas em comparação com os resultados do grupo de controlo (que geralmente recebe apenas tratamento cirúrgico).

Um outro ensaio aleatório de CRS e HIPEC com base em cisplatina (100 mg/m2) e paclitaxel (175 mg/m2) para COE recorrente FIGO estádio IIIC e IV registou uma melhor sobrevivência média no braço HIPEC (26,7 versus 13,4 meses), apesar de a aleatorização ter sido efectuada antes do CC [28].

É de referir que as taxas de complicações comunicadas para o CC e a HIPEC incluem as taxas de complicações do tratamento cirúrgico e quimioterapêutico. As taxas de mortalidade para HIPEC em CO avançado e recorrente foram registadas como estando entre 0%-5% e 0%-10%, respetivamente, mais elevadas do que as taxas na coorte que é tratada com quimioterapia IP adjuvante sem HIPEC (0%-2%). Neste último caso, apenas as complicações resultantes dos seis ciclos de tratamento foram relatadas [24,27, 29,30]. Além disso, na doença recorrente, parte-se do princípio de que os doentes foram previamente submetidos a uma cirurgia radical com o objetivo de não obter uma RD grave. Os dados sobre as taxas de mortalidade da HIPEC no cancro do ovário são semelhantes aos relatados noutras neoplasias malignas gastrointestinais [28,31].

Outros relatórios sobre a HIPEC em casos de COE avançado e recorrente em 256 doentes também apontaram para um aumento significativo da taxa de morbilidade da HIPEC, nomeadamente -, entre 0% e 40% [1,2,12,24,28,31,32]. Estas complicações são:

- toxicidade hematológica (4,3%) quando foi utilizada oxaliplatina;
- aumento do nível sérico de creatinina (3,9%) quando a cisplatina foi utilizada;
- Fugas anastomóticas gastrointestinais (1,6%) e perfurações (2,3%) em consequência do calor localizado e dos medicamentos citotóxicos;
- complicações sépticas (10%) que se referem a:

- infeção da ferida (4,3%);
- peritonite (0,8%);
- abcesso (1,2%);

A taxa de morbilidade grave após a cesariana isolada em casos de CO recorrente é de 11%

[33].

7.5. Limitações da HIPEC

A utilização de HIPEC não está isenta de restrições. Estas incluem [7,34]:

- a necessidade de administrar medicamentos na cavidade peritoneal, uma vez que as vias de disseminação no CO também podem ocorrer através do sistema linfático e venoso ou através de invasão direta no diafragma. Nestes casos, a administração por IP não é eficaz.
- As concentrações alcançadas após a administração IP de componentes de platina são elevadas, pelo que a instilação IP adicional pode não ser razoável.
- A administração IP pode ser limitada a mulheres com RD microscópica após cirurgia de debulking, sendo a profundidade de penetração do tumor registada entre 1 e 2 mm.
- Os doentes devem ser informados sobre o possível aparecimento das complicações acima descritas após a HIPEC. Podem obter-se melhores resultados em termos de qualidade de vida após a realização de HIPEC em comparação com a terapia IV padrão.
- Como já foi referido, a HIPEC necessita de oncologistas ginecológicos experientes que possam efetuar a cirurgia de debulking, bem como de oncologistas médicos e enfermeiros com formação para a gestão de complicações ou outras questões técnicas.

No que diz respeito ao agente quimioterapêutico ótimo que deve ser administrado na HIPEC, são necessárias as seguintes caraterísticas [35, 36]:

- hidrossolubilidade;
- não há ou há pouca depuração peritoneal;
- concentração peritoneal elevada;
- depuração sistémica;
- aumento do efeito citotóxico devido ao efeito hipertérmico adicionado;

7.6. Referências

1. Steller MA, Egorin MJ, Trimble EL et al. A pilot phase I trial of continuous hyperthermic peritoneal perfusion with high-dose carboplatin as primary treatment of patients with small-volume residual ovarian cancer. Cancer Chemother Pharmacol 1999;43:106 -114. Errata em Cancer ChemotherPharmacol 1999;44:90.

2. Bacalbasa N, lonescu O, Balescu I. Devemos utilizar a quimioterapia intraperitoneal hipertérmica no tratamento do cancro do ovário? Uma revisão da literatura. Journal of Solid Tumors 2016, Vol. 6, No. 1. http : //dx.doi. org/10.5430/j st.v6n 1p21

3. Yoshida Y, Sasaki H, Kurokawa T et al. Eficácia da quimioterapia hipertérmica contínua intraperitoneal como terapia de consolidação em doentes com cancro do ovário epitelial avançado: A long-term follow-up. Oncol Rep 2005;13:121-125.

4. Rufián S, Munoz-Casares FC, Briceño J et al. Radical surgery-peritonectomyandintraoperativeintraperitonealchemotherapyforthetreatment f peritoneal carcinomatosis in recurrent or primary ovarian cancer. J Surg Oncol 2006;94:316-324.

5. Reichman TW, Cracchiolo B, Sama J et al. Cytoreductive surgery and intraoperative hyperthermic chemoperfusion for advanced ovarian carcinoma. J Surg Oncol 2005;90:51-56; discussão 56-58.

6. Ryu KS, Kim JH, Ko HS et al. Effects of intraperitoneal hyperthermic chemotherapy in ovarian cancer. Gynecol Oncol 2004;94:325-332.

7. Barakat RR, Sabbatini P, Bhaskaran D et al. Quimioterapia intraperitoneal para carcinoma do ovário: resultados de um acompanhamento a longo prazo. J Clin Oncol 2002; 20:694-698.

8. Helm CW. O Papel da Quimioterapia Intraperitoneal Hipertérmica (HIPEC) no Cancro do Ovário. O Oncologista 2009;14:683-694

9. Bristow RE, Eisenhauer EL, Santillan A et al. Delaying the primary surgical effort for advanced ovarian cancer: A systematic review of neoadjuvant chemotherapy and interval cytoreduction. Gynecol Oncol 2007;104: 480490.

10. Spirtos NM, Pisani AL, Chen ND et al. Commenting on "future diretions in the surgical management of ovarian cancer." Gynecol Oncol 2004;94: 236238; resposta do autor 238-240.

11. Vergote I, van Gorp T, Amant F et al. Timing of debulking surgery in advanced ovarian cancer (Momento da cirurgia de redução de volume no cancro do ovário avançado). Int J Gynecol Cancer 2008;18(suppl 1): 11-19.

12. Reichman TW, Cracchiolo B, Sama J et al. Cytoreductive surgery and intraoperative hyperthermic chemoperfusion for advanced ovarian carcinoma. J Surg Oncol 2005;90:51-56; discussão 56-58.

13. Chan DL, Morris DL, Rao A, Chua TA. Quimioterapia intraperitoneal no cancro do ovário: uma revisão da tolerância e da eficácia. Cancer Management and Research 2012:4. http://dx.doi.org/10.2147/CMAR.S31070

14. Armstrong DK, Bundy B, Wenzel L et al.; Gynecologic Oncology Group. Intraperitoneal cisplatin and paclitaxel in ovarian cancer. N Engl J Med 2006;354:34-43

15. Walker JL, Armstrong DK, Huang HQ, et al. Intraperitoneal catheter outcomes in a phase III trial of intravenous versus intraperitoneal chemotherapy in optimal stage III ovarian and primary peritoneal cancer: a Gynecologic Oncology Group study. Gynecol Oncol. 2006;100(1):27-32

16. Gori J, Castaño R, Toziano M et al. Quimioterapia hipertérmica intraperitoneal no cancro do ovário. Int J Gynecol Cancer 2005;15:233-239.

17. Bae JH, Lee JM, Ryu KS et al. Tratamento do cancro do ovário com quimioterapia hipertérmica intraperitoneal à base de paclitaxel ou carboplatina durante a cirurgia secundária. Gynecol Oncol 2007;106:193-200.

18. Chi DS, Eisenhauer EL, Lang J, Huh J, Haddad L, Abu-Rustum NR, et al. Qual é o objetivo ideal da cirurgia citorredutora primária para o carcinoma epitelial do ovário

(EOC) volumoso em estádio IIIC? Gynecol Oncol 2006;103:559-64.

19. Deraco M, Rossi CR, Pennacchioli E et al. Cirurgia citorredutora seguida de perfusão hipertérmica intraperitoneal no tratamento do cancro epitelial do ovário recorrente: Um estudo clínico de fase II. Tumori 2001;87:120- 126.

20. Helm CW, Randall-Whitis L, Martin RS 3rd et al. Hyperthermic intraperitoneal chemotherapy in conjunction with surgery for the treatment of recurrent ovarian carcinoma. Gynecol Oncol 2007;105:90 -96.

21. Rufián S, Munoz-Casares FC, Briceño J et al. Cirurgia radical - peritonectomia e quimioterapia intraperitoneal intraoperatória para o tratamento da carcinomatose peritoneal no cancro do ovário recorrente ou primário. J Surg Oncol 2006;94:316 -324.

22. Raspagliesi F, Kusamura S, Campos Torres JC et al. Citoredução combinada com quimioterapia de perfusão hipertérmica intraperitoneal em doentes com cancro do ovário avançado/recorrente: A experiência do Instituto Nacional do Cancro de Milão. Eur J Surg Oncol 2006;32:671- 675.

23. Cotte E, Glehen O, Mohamed F et al. Cytoreductive surgery and intraperitoneal chemo-hyperthermia for chemo-resistant and recurrent advanced epithelial ovarian cancer: Estudo prospetivo de 81 pacientes. World J Surg 2007;31:1813-1820.

24. Van der Vange N, van Goethem AR, Zoetmulder FA et al. Cirurgia citorredutora extensiva combinada com perfusão intraperitoneal intra-operatória com cisplatina em condições hipertérmicas (OVHIPEC) em doentes com cancro do ovário recorrente: Um projeto-piloto de viabilidade. Eur J Surg Oncol 2000;26:663- 668.

25. Panteix G, Beaujard A, Garbit F et al. Population pharmacokinetics of cisplatin in patients with advanced ovarian cancer during intraperitoneal hyperthermia chemotherapy. Anticancer Res 2002;22:1329 -1336.

26. de Bree E, Romanos J, Michalakis J et al. Intraoperative hyperthermic intraperitoneal chemotherapy with docetaxel as second-line treatment forperitoneal carcinomatosis of gynaecological origin. Anticancer Res 2003;23:3019 -3027.

27. Zanon C, Clara R, Chiappino I et al. Cytoreductive surgery and intraperitoneal chemohyperthermia for recurrent peritoneal carcinomatosis from ovarian cancer. World J Surg 2004;28:1040 -1045.

28. Van der Speeten K, Stuart A , Sugarbaker P. Pharmacology of cancer chemotherapy drugs for hyperthermic intraperitoneal peroperative chemotherapy in epithelial ovarian cancer. World J Obstet Gynecol. 2013 novembro 10; 2(4): 143-152. doi: 10.5317/wjog.v2.i4.143

29. Piso P, Dahlke M-H, Loss M et al. Cytoreductive surgery and hyperthermic intraperitoneal chemotherapy in peritoneal carcinomatosis from ovariancancer. World J Surg Oncol 2004;2:21-27.

30. Yoshida Y, Sasaki H, Kurokawa T et al. Eficácia da quimioterapia hipertérmica contínua intraperitoneal como terapia de consolidação em doentes com cancro do ovário

epitelial avançado: A long-term follow-up. Oncol Rep 2005;13:121-125.

31. Herzog TJ. The role of heated intraperitoneal chemotherapy (HIPEC) in ovarian cancer: hope or hoax? Ann Surg Oncol. 2012;19:3998-4000

32. Elattar A, Bafaloukos D, Winter-Roach BA, Hatem M, Naik R. Optimal primary surgical treatment for advanced epithelial ovarian cancer. Base de dados Cochrane Syst Rev. 2011;10(8):CD007565

33. Burger RA, Brady MF, Bookman MA, Fleming GF, Monk BJ, Huang H, Mannel RS, Homesley HD, Fowler J, Greer BE. Incorporation of bevacizumab in the primary treatment of ovarian cancer (Incorporação de bevacizumab no tratamento primário do cancro do ovário). N Engl J Med. 2011;365:2473-2483

34. Bookman MA. Quimioterapia de primeira linha no cancro epitelial do ovário. Clin Obstet Gynecol. 2012;55:96-113

35. Istomin YP, Zhavrid EA, Alexandrova EN et al. Efeito de aumento da dose de medicamentos anticancerígenos associado ao aumento da temperatura in vitro. Exp Oncol 2008;30:56 -59.

36. Rein DT, Volkmer AK, Volkmer J, Beyer IM, Janni W, Fleisch MC, Welter AK, Bauerschlag D, Schöndorf T, Breidenbach M. A administração sistémica de bevacizumab prolonga a sobrevivência num modelo in vivo de cancro do ovário pré-tratado com platina. Oncol Lett. 2012;3:530-534

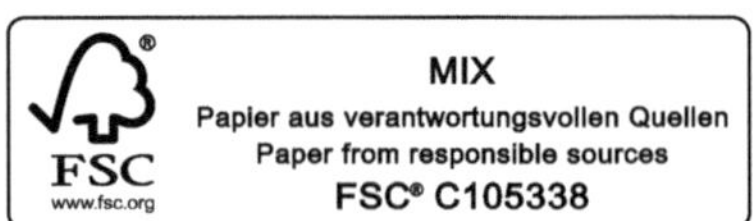

Printed by Books on Demand GmbH, Norderstedt / Germany